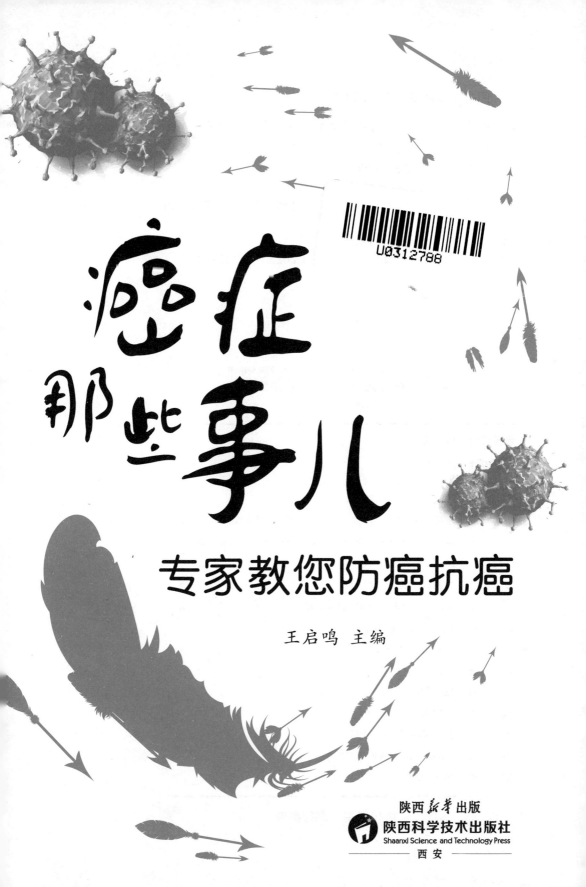

癌症那些事儿

专家教您防癌抗癌

王启鸣 主编

陕西新华出版

陕西科学技术出版社

Shaanxi Science and Technology Press

西安

图书在版编目（CIP）数据

癌症那些事儿：专家教您防癌抗癌 / 王启鸣主编 .
— 西安：陕西科学技术出版社，2023.9
ISBN 978-7-5369-8750-0

Ⅰ . ①癌… Ⅱ . ①王 … Ⅲ . ①癌－防治－普及读物
Ⅳ . ① R73–49

中国国家版本馆 CIP 数据核字（2023）第 112134 号

AIZHENG NAXIE SHIR：ZHUANJIA JIAO NIN FANGAI KANGAI

癌症那些事儿——专家教您防癌抗癌

王启鸣　主编

责任编辑　高　曼

封面设计　曾　珂

出 版 者　陕西科学技术出版社

　　　　　西安市曲江新区登高路 1388 号陕西新华出版传媒产业大厦 B 座

　　　　　电话（029）81205187　传真（029）81205155　邮编 710061

　　　　　http://www.snstp.com

发 行 者　陕西科学技术出版社

　　　　　电话（029）81205180　81205192

印　　刷　西安五星印刷有限公司

规　　格　710mm×1000mm　　16 开本

印　　张　11

字　　数　150 千字

版　　次　2023 年 9 月第 1 版

　　　　　2023 年 9 月第 1 次印刷

书　　号　ISBN 978-7-5369-8750-0

定　　价　45.00 元

主编简介

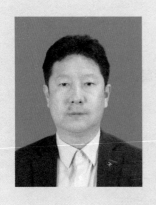

王启鸣，医学博士，教授，主任医师，博士生导师，美国安德森癌症中心博士后，美国埃默里大学客座教授。

现任河南省肿瘤医院内科（国家临床重点专科）副主任、学科带头人，河南省难治性肺癌工程技术研究中心主任，河南省肺癌诊疗中心主任，中原名医，国家（科技部、国家卫健委）重点研发项目评审专家。美国 AACR 会员、IASLC 会员，中国临床肿瘤学会血管靶向专业委员会副主委，中国抗癌协会肿瘤呼吸病学专业委员会常委，河南省抗癌协会青年理事会第一届执行理事长，河南省抗癌协会肿瘤靶向治疗专业委员会主委，《JCO- 肺癌专刊》、*Journal of Hematology & Oncology*、*Cancer*、*Annuals of Oncology* 等 30 余部 SCI 期刊编委或审稿人。

主要从事难治复治性肺癌分子机制的研究。主持国家自然科学基金项目、"十二五"重大新药创制专项项目以及其他国家级和省部级课题 32 项，研究成果改写《中国 CSCO 原发性肺癌指南》等 10 项国家级指南。获河南省科技进步奖一等奖 1 项、二等奖 4 项、三等奖 1 项，荣获全国第四届"白求恩式好医生"、第十一批河南省优秀专家、河南省高校科技创新人才等荣誉称号。

累计发表论文百余篇，其中 SCI 论文上百篇，包括 *Journal of Clinical Oncology*、*JAMA Oncology*、*Cancer Research* 等顶级期刊，其中 2 篇 SCI 论文 3 次被 ESI 数据库收录为世界前 1% 高被引论文。编写了《整合 miRNA 肿瘤学基础》《肿瘤分子靶向治疗新进展》《临床肿瘤学（"十三五"规划教材）》《临床肿瘤规范化诊疗实践与进展——肺癌分册》《肺癌临床典型病例荟萃》5 部肿瘤学专著。参编指南和专家共识 12 部，主持制定行业质量标准 1 部。

前　言

　　近年来，随着社会经济的飞速发展、人们生活压力的不断增大以及日常生活中各种致癌因素的影响，我国癌症发生率不断上升。与此同时，全世界对癌症的防治与研究进行了大量颇有成效的工作，取得了显著的进展。昔日的"绝症"，今日已成为可防可治之疾病。然而，由于种种原因，目前仍有一部分患者缺乏疾病常识，得不到正规的专科治疗，延误了治疗时机。因此，医务工作者应重视对癌症患者的科普教育，每个患者都应该知道自己将要接受何种治疗，也有权接受或拒绝治疗。

　　本书从老百姓的实际需求出发，从医生的视角，结合专业知识和权威数据，主要通过问答的形式，使患者及家属对癌症的病因、预防及主要的治疗方法有所了解，同时对日常饮食、运动、中医保健等康复疗法有所认识，以便于更好地配合专科医生的治疗，战胜病魔，争取早日恢复健康。

　　在编写过程中，参编人员精心策划、认真编写，力求内容科学、准确。但由于时间所限，书中难免有不尽完美之处，敬请广大读者提出宝贵意见。

编者

2023 年 5 月

目　录

1
CHAPTER

第一章 病因与症状

一、为什么得癌症的是我？

患者王先生，今年36岁，大学毕业后和同学一起创业开发信息系统，经过几年的摸爬滚打，事业小有起色，还组建了自己的小家庭，现在爱人又怀了二胎，这刚把农村的父母接过来，一家人还沉浸在喜悦中，王先生却突然确诊得了肺癌，这消息犹如晴天霹雳。他想："平时不抽烟没有不良嗜好，为什么倒霉的是我？"

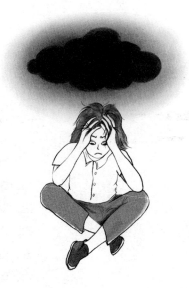

王先生的父母世代都是农民，为了摆脱贫困，他只能依靠自己努力奋斗，大学时期经常要打几份工来赚取学费和生活费。毕业后，他瞄准了较火的信息系统开发，频繁出差、熬夜工作成了家常便饭，客户不满意还要及时修改，压力可想而知。如今公司步入正轨，原以为可以稍微松口气，他却出现频繁咳嗽，一开始没在意，直到出现胸闷、咯血症状就医时却被告知可能是肺癌。

癌症偏爱哪些人群？我们来探秘：

（1）有癌症家族史：有癌症家族史的人群，患癌概率明显高于没有癌症家族史的人群。

（2）作息不规律：长期出差、加班、熬夜，饮食不规律，会导致身体免疫功能低下、抗癌能力低下，从而容易患癌症。

（3）不良生活习惯：长期抽烟、喝酒，容易得呼吸道和消化道恶性肿瘤，尤其是被动吸二手烟的人群，他们吸入的有害物质明显高出一手烟人群。

（4）不良饮食习惯：油炸、烧烤或熏酱食物含有致癌物质，腌制食物含有大量亚硝胺，长期食用这类食物会使癌症发生概率增加。

（5）长期处于污染的环境中：包含室外的大环境污染如雾霾，以及室内的小环境污染，厨房里的高温油烟会使患肺癌的概率增加 2 ～ 3 倍。

（6）不良心理：工作压力大、情绪低落、总因为小事而闷闷不乐、长期压抑，这些都是癌症启动和发展过程中的危险因素之一。

（7）缺乏运动锻炼：久坐不动的人身体的循环与代谢变慢，抵抗力下降，造成患癌的概率升高。此外，久坐不动易导致肥胖，因此患子宫癌、肾癌、胆囊癌等癌症的风险要高。

（高亚娜）

二、身体出现这些问题，小心可能是癌症前期信号

岳阿姨今年 65 岁，自从单位退休后每天不是广场舞就是和伙伴们结伴旅游，老年生活丰富多彩。近 1 个月来，岳阿姨老是莫名其妙出现发热，身体乏力，食欲也明显下降，体重一下少了 10kg，于是儿女陪着她来医院检查。经过一系列全身体检，最终被确诊为卵巢癌合并腹腔淋巴结转移。

随着癌症发病率的逐年上升，哪些异常信号提醒可能患了癌症呢？

（1）短时间内体重明显下降：在没有刻意减肥的前提下，如果发现近期体重下降超过自身体重 10% 以上，需要高度警惕，恶性肿瘤细胞会掠夺、消耗身体的营养成分，尤其是消化道肿瘤，如胃癌、肠癌、胰腺癌等，可影响消化功能，导致营养吸收发生障碍，更容易出现这一症状。

（2）不明原因发热：恶性肿瘤细胞新陈代谢较快，坏死物吸收会导致身体出现低热，一般不超过 38.5℃，另外，肿瘤释放的肿瘤因子，会刺激机体免疫系统而引起发热，一般无明显畏寒、寒战等情况。

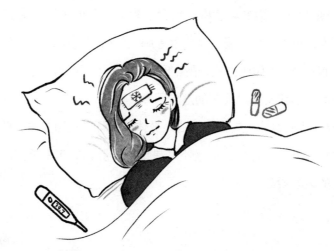

（3）明显增大的肿块：当触及压痛性肿块，并且肿块生长速度较快，如颈部、腹部、乳房等部位，可能是良性囊肿或者恶性淋巴瘤、甲状腺癌、乳腺癌等。

（4）咳嗽：当出现不明原因咳嗽、憋喘、胸闷等情况经对症处理无效时，应警惕肺癌。

（5）出血：出血的形式较为多样，可表现为血尿、咯血、便血、不规则阴道出血、乳头溢液或出血等情况，可能是泌尿系统肿瘤、呼吸系统肿瘤、消化系统肿瘤、妇科肿瘤、乳腺癌等。

（6）溃疡：当患有皮肤癌时，皮肤可表现为溃疡样破损，并且反复出现、持续时间较长，一般药物治疗无效。

（7）痣疣改变：身体可出现不明原因的黑痣或者疣状物，如果出现外形变化、颜色变化等情况，考虑有癌变风险，如恶性黑色素瘤。

（8）无明显诱因骨折：癌症晚期出现骨转移时导致骨质破坏严重，极易造成骨折。

（9）水肿：消化道肿瘤以及妇科肿瘤终末期出现腹腔转移，身体蛋白大量流失，从而引起腹腔积液以及下肢水肿，肺癌患者上腔静脉压迫时也容易出现上肢及颜面部水肿。

（10）持续性消化不良：如果出现不明原因上腹饱胀感、食欲缺乏等情况，需要警惕消化道相关肿瘤。

（11）其他症状：当出现不明原因的声音嘶哑、疼痛、腹泻、大便性状改变、排便时里急后重、白带异常等症状时，也应考虑癌症的可能。

癌症的早期症状往往不明显，当出现明显症状时，病情通常已经较为严重，因此要定期防癌体检，早发现、早诊断、早治疗，做到科学防癌。

（高亚娜）

三、发现淋巴结肿大，不疼也不痒，一定要去医院吗？

小蒙单位组织体检，做彩超时发现她的颈部淋巴结肿大，医生建议及时到专科医院看看。小蒙想着不疼也不痒，医生小题大做，就没放在心上，结果淋巴结一天天大起来，几个月过去，已经肿成了鸡蛋大小。在家人的建议下，小蒙来到医院就诊，做了淋巴结活检后，被诊断为淋巴瘤，并且已经是晚期了，真是令人追悔莫及啊！还好，小蒙的淋巴瘤属于预后比较好的亚型，经过靶向免疫联合化疗后，小蒙又恢复了健康。

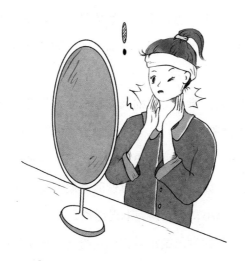

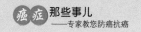

"发现颈部淋巴结肿大有一阵子了，想着不疼也不痒，就没去医院，结果后来再就诊，就已经是晚期了。"这是门诊上经常听到的一句话。

其实人体都有淋巴结，淋巴结是呈椭圆形或蚕豆形的淋巴组织器官，大小不一，新鲜时呈灰红色。不要小看这小小的淋巴结，它是人体重要的免疫器官，它们可以发挥过滤淋巴、清除细菌和异物、产生淋巴细胞和抗体等功能，从而来保护人们的身体健康。

用通俗的方式来解释，如果把人体当作社会，淋巴细胞就是警察部队，淋巴结就是兵站，当人体出现病原体入侵的时候，淋巴结会像警察部队一样，及时发现病原体，并消灭入侵的病原体。如果入侵的病原体较多，或者是毒性较强，淋巴细胞扩增，增强机体的抵御能力，就像社会征兵一样。兵站扩建，这时候淋巴结就会肿大，多数还会有疼痛，要及时到医院进行治疗。当然了，淋巴细胞发生恶变，形成淋巴瘤，淋巴细胞恶性增生，常见的临床表现也是淋巴结肿大，并且大多数是无痛性淋巴结肿大，因此，越是不疼不痒，越是要引起重视。

在淋巴瘤发生的早期，常见颈部、腋窝或腹股沟部位出现淋巴结肿大，但无疼痛以及瘙痒之感，部分患者还会出现发热、消瘦、盗汗、食欲减退等症状。淋巴瘤的典型表现就是淋巴结无痛性肿大，因为无痛，所以要想早期发现它很难，如果只是出现腹腔或纵隔的淋巴结肿大，这个时候更加难以发现，所以，大部分淋巴瘤的发现，都是患者无意间触摸到了一些浅表的淋巴结肿大。当摸到异常肿大的淋巴结，而且是单个、表面光滑、富有弹性，则一定要高度警惕淋巴恶变。

通常，淋巴瘤分为霍奇金淋巴瘤及非霍奇金淋巴瘤2类，二者均以慢性、进行性、无痛性淋巴结肿大为特征。发生于颈部、锁骨上窝或腋下者易早期发现，发生于胸部、腹部者，在未出现压迫症状之前不易早期发现。肿大的淋巴结早期质地较韧，能活动、无压痛，增大迅速时则质较硬，可有轻压痛，有时肿大的淋巴结可暂时自行缩小，易误诊为淋巴结炎。

淋巴瘤的诊断主要靠淋巴结粗针穿刺活检或淋巴结切除活检，除了进行病理活检和基因检测确诊，还要进行彩超、CT、PET-CT、骨髓穿刺等检查进一步明确分期，才能完全明确病情，然后再根据不同的淋巴瘤亚型以及分期，制订相应的治疗方案，最终达到治愈的目的。

（林全德）

四、腰痛，一定是腰椎间盘突出吗？

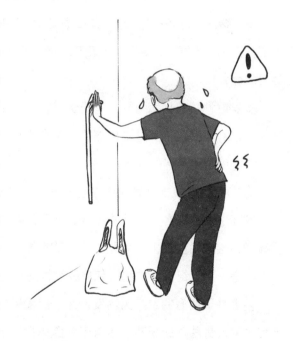

　　张老汉退休之后，一直在公园里锻炼身体，但他最近经常出现腰痛，开始以为是锻炼过度引起的腰肌劳损，就没有在意，并尝试用按摩、止疼膏药等治疗方式去缓解，可疼痛越来越剧烈，甚至连走路都成了问题。他又听别人说是腰椎间盘突出，就又尝试躺硬板床休息，可是疼痛越来越重，甚至下不了床了，家人这才赶快将他送到医院。进行磁共振检查后发现，张老汉的腰3椎体压缩性骨折，并且腰椎多发椎体骨质破坏，血液检查提示免疫球蛋白升高，请血液科医生会诊后，经过血清蛋白电泳、骨髓穿刺等一系列检查，才发现他得了多发性骨髓瘤。好在处于多发性骨髓瘤早期，转血液科经过靶向联合免疫治疗后，身体恢复了正常，现在自己在家口服药物维持治疗，定期去医院复查就行了，老汉又经常出现在公园里了。

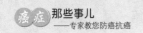

多发性骨髓瘤是一种浆细胞异常增生的恶性疾病，为血液系统第二大恶性肿瘤，其发病隐匿，病程迁延，严重危害着人们的身体健康。本病在老年群体中高发，随着人口老龄化情势的加重，其发病率也将呈持续上升态势。并且，随着检查手段的不断完善，在年轻群体中也检测出越来越多的多发性骨髓瘤患者。

浆细胞的异常增生，并不仅仅发生在骨髓腔内，机体的其他部位也是浆细胞增生的好发场所。异常增生的浆细胞，导致单克隆免疫球蛋白大量生成，成为高黏滞血症的罪魁祸首，而正常的免疫球蛋白生成受到抑制，使机体免疫功能下降，继而引发各种感染。此外，恶性浆细胞分泌的细胞因子就像蛀虫一样，能够把骨头"吃掉"，导致骨头出现一个一个的小圆洞，从而使骨骼变得脆弱，容易发生骨折。

多发性骨髓瘤起病隐匿，善于伪装，早期没有明显症状，不易察觉，容易被误诊，潜伏期较长。骨骼疼痛往往是最常见、最早期出现的症状，也是多发性骨髓瘤患者绕不开的话题。

约 70% 的多发性骨髓瘤患者经历着不同程度的骨痛，又以腰骶部、胸骨、肋骨等部位为常见，程度轻重不等，严重时可导致病理性骨折，易被误诊为骨质疏松、腰椎间盘突出、类风湿性关节炎等。在普通群体中，这种病会被很多人以为是上了年纪导致的腰肌劳损或腰椎间盘问题，很少有人会到血液科就诊。

多发性骨髓瘤的治疗药物及治疗手段发展迅速，我国目前已经上市了很多治疗多发性骨髓瘤的新药，包含蛋白酶体抑制剂（硼替佐米、伊沙佐米、卡非佐米）、免疫调节剂（来那度胺、泊马度胺）和单克隆抗体（达雷妥尤单抗）等，这些药物明显延长了患者的生存期。此外，CAR-T 细胞治疗也是多发性骨髓瘤的另一先进治疗方法。

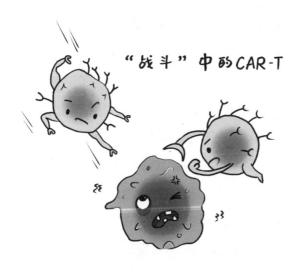

除了针对浆细胞的治疗，支持治疗也尤为重要。由于骨病的高发，骨痛是绝大多数患者都要承受的痛苦，疼痛剧烈的患者，按时应用止痛剂，会大大减轻痛苦；对于病理性骨折的患者，可以使用腰部模具固定，避免弯腰及做剧烈运动，必要时进行手术治疗，大部分患者可以取得非常好的治疗效果。

（林全德）

五、得癌症了身体有什么反应提醒？

在查房时遇到的病例：张阿姨，女，60岁，今年刚退休，入院前1个多月偶尔会感到上腹隐痛，但是也说不准是哪里痛，以为是受凉了或者是吃了冷的食物。因为忙于照顾年迈的父母亲，并且张阿姨平素身体一直很健康，单位里2个月前也刚体检过，一切都好，所以她就没太放在心上。又过了10多天，这种隐隐约约的腹痛感逐渐加强，有时候还会有腹胀的感觉，张阿姨依然选择了忽视。但是就在入院那一天，张阿姨右上腹出现了比较剧烈的钝痛感，所以才迫不得已来医院。令人震惊的是，经过各种检查，张阿姨被明确诊断为胰腺癌，而且已经到了晚期。

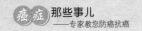

像上面这样的病例，在查房的时候能够遇到很多。癌症在早期几乎没什么先兆和感觉，即使有，也很轻微，没有医学背景的，很容易忽略，否则就不会有绝大部分癌症一发现就是晚期，而且已到处转移了。

癌症在早期出现的先兆症状，根据癌症部位的不同，表现出来的症状是不一样的，在这里给大家科普一下几种常见的癌症的先兆症状。

（1）肺癌。肺癌早期最多见的症状为咳嗽，常表现为无痰或少痰的阵发性刺激性干咳，以咳嗽为首发症状者占肺癌患者的50%。当肺癌早期侵犯邻近器官组织，常表现为胸部不规则隐痛或钝痛，咳嗽时疼痛加重。此外，一些肺癌早期患者还会出现痰中带血或咯血、呼吸困难、声音嘶哑等症状，须提高警惕。中央型肺癌以咯血为首发症状者约占肺癌患者的25%～40%，常表现为特征性的间歇或持续性、反复少量的痰中带血丝，间断痰血或少量咯血，偶尔有大咯血。

（2）胃癌。一般无明显先兆，有的只表现为胃灼热、消化不良，少数患者可有饱胀不适、左上腹痛，这种痛与进食无关，疼痛没有规律。这些症状，胃溃疡和胃炎都有，所以往往不被重视。

（3）肝癌。肝癌早期通常没有症状或者症状不典型，可能会有食欲减退、腹胀、恶心、呕吐、腹泻等缺乏特异性的消化道症状。个别患者有右上腹或中上腹持续性隐痛、胀痛或刺痛，夜间或劳累后症状加重。个别的有低热，多为37.5～38℃，其特点是用抗生素治疗往往无效。

以上3种癌症占目前世界上所有癌症的2/3，但是就各自的症状来看，真的非常隐匿。但实际上有一些人还是能寻到一丝蛛丝马迹的，只是说大家没有注意。为了远离癌症，充足的睡眠、均衡的饮食、适当的运动是健康生活的基础，每年的健康体检也是必不可少的。对于肺、乳腺这些器官，要做定期筛查，确保早发现。日常生活中，一旦发现自己有一些难以解释的持续性症状，一定要去医院完善检查。

（孙颖川）

六、体重突然下降，是不是患了癌症，心里害怕怎么办？

3年前，小张得了严重的慢性萎缩性胃炎，出现了食欲缺乏、反酸、胃灼热、食欲减退等症状，后来到医院检查明确诊断后，医生给她开了药，回家口服药物治疗后症状好转。但她通过上网浏览了很多资料，了解到慢性萎缩性胃炎是一种癌前病变，便开始日不能思、夜不能寐。突然有一天晚上，小张开始出现心悸、紧张、惊恐、濒死感、手脚冰凉、闷热等症状，然后就天天如此，这种状态持续了好几个月，并且体重也下降了10kg。小张高度怀疑自己得了癌症，焦虑、烦躁的情绪已经影响到了周围的家人和朋友，在家属的强烈要求下，小张再次到医院做胃镜检查，结果提示慢性浅表性胃

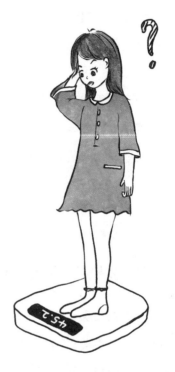

炎，病情已较前有了明显好转。同时医生也告诉小张，慢性萎缩性胃炎大多数可以通过治疗控制其发展，部分人可以做到逆转，并不是所有的萎缩性胃炎都会发展为癌症。小张终于松了一口气，努力调整了自己的情绪，体重也慢慢涨了起来。

小张这个事情，从心理学上来分析，她患了萎缩性胃炎，在没有专业人士解释的情况下，自行上网搜索信息，以至于无法有效地筛选出合理有用的内容，在本身疾病的影响下，加上心理负担，从而出现过度惊恐，引起食欲缺乏，导致体重突然降低。晚上失眠睡不着，主要还是精神心理因素引起的，她可能有比较严重的焦虑情绪。出现濒死感通常是焦虑症的急性发作，又叫情况发作，常表现为患者突然出现极度恐惧的心理，体验到濒死感或失控感，并有胸闷、心悸、呼吸困难、出汗、全身发抖等躯体症状。至于暴瘦的原因，是因为长时

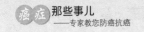

间饮食不好，吃不下饭，情绪焦虑，坐立不安，这些对身体都是很大的消耗，都会导致体重快速下降。

萎缩性胃炎是一种较为常见的疾病，同时由于获取信息的不对等性，也会引发心理问题，从而演变为身心疾病。但同时，不单单胃炎会引起体重下降，肠炎、结核病、甲状腺功能亢进等疾病也会引起体重下降。因此并不是只有癌症才会出现体重快速下降，当出现这些症状时，不要给自己太大的心理压力，不要过度焦虑，需要及时到医院，寻找医生进行判断与治疗，不然只会给自己的身体及心理带来负面影响。当然，放松心态是身体恢复的一大要素。

（王坤龙）

七、体检时查出肺部有小结节，是否会得肺癌？

随着人们健康意识的增强和医疗技术的进步，很多朋友都会定期做体检，胸部影像检查尤其是 CT 检查已经成为必备的基础项目，然而这种细致的检查让不少人发现了肺部结节，于是，烦恼也随之而生。肺结节是什么可怕的东西？会不会变成肺癌？需不需要手术？……一长串的问题，往往令人寝食难安。

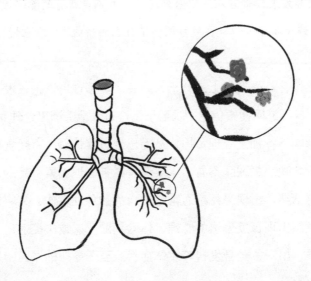

　　其实，肺结节很常见，据统计，每 500 个胸部体检的人中就有 1 个被发现有肺结节，而这其中 90% 的人没有任何表现。肺部有结节，未必是肺癌。发现结节，不用恐慌，不过也不能无视。今天我们就来谈谈如何正确认识与面对肺结节。

　　什么是肺结节？肺结节是指胸部影像学上直径 ≤ 3cm 的局灶性、类圆形、密度增高的实性或亚实性肺部阴影，直径 < 5mm 者定义为微小结节，直径 5 ~ 10mm 者定义为小结节。结节可以表现为单独一个，也可以是多个。肺结节的大小和肺癌的可能性是正相关的。

　　肺结节是查出来的？肺结节一般是通过照 X 线片（胸片）或 CT 发现的，尤其是 CT，因为很多小的结节胸片根本看不到，必须做胸部 CT 才能发现。这也是很多人都问为什么年年体检没什么事，突然就得了肺癌的原因，估计这部分人体检做的是胸片而不是 CT。所以，选对检查项目很重要。比如想要看肝脏或肾脏有没有实质性病变（长了肿瘤），必须做超声或 CT，想要看胃肠病变必须做胃镜或肠镜，而不仅仅是实验室检查，如验血、验尿，因为很多病变实验室检查都可以是正常的。所以，要发现肺部早期的、小的病变，或是说癌前病变，特别是磨玻璃结节，建议做低剂量螺旋 CT。

　　"肺小结节"就是肺癌吗？肺部结节可能癌变，但不是一定癌变。

　　（1）有的肺小结节，一开始就是肺癌。肺癌分腺癌、鳞癌、大细胞癌、小细胞癌、类癌，等等。这些癌在较小的时候，表现得不如大的时候那么典型。对于这部分肺小结节，需要具有丰富临床经验的医生采取多种措施来诊断。

　　（2）有的肺小结节，一开始不是癌，而是不典型腺瘤样增生等，这种增生慢慢演变成浸润腺癌，这种多见于磨玻璃结节。

　　（3）有的肺小结节，是良性的，不会演变成肺癌。比如，肺内淋巴结可表现为肺内小结节，甚至可以慢慢长大，但这个是良性的，不会恶变；有的磨玻璃结节，随访复查后消失，说明是炎症；还有的结节是结核、其他炎症，或者良性的肿瘤。

（4）有的肺小结节，虽然不是癌，但也得手术。比如硬化性肺细胞瘤、部分错构瘤等。

（5）有的肺小结节，不是癌，但是是其他类型的恶性肿瘤。比如淋巴瘤、转移瘤、肉瘤等。

最后提醒大家，肺结节不等于肺癌或早期肺癌，发现肺结节要正确面对，不必过度焦虑，但也不能置之不理。过度惊慌反而会影响生理和免疫功能，从而诱发疾病；置之不理会延误病情而失去最佳治疗时机。正确的做法应该是到正规医院找专科医生，请他们给出随访策略和干预措施。

日常生活中也要学会预防肺结节，养成良好的生活习惯：①远离烟草，不受二手烟的影响；②雾霾天气少出门，如果出门要戴上防尘口罩；③保持良好的心态、稳定的情绪；④保持健康的饮食习惯，平时多吃蔬菜、水果等，提高自我免疫力。

（孙颖川）

八、肺癌的发病与什么有关?

虽然肺癌准确的发病原因仍然没有明确，但是既往的研究显示，其与吸烟、大气污染、职业暴露、厨房油烟甚至遗传因素等都存在密切联系。

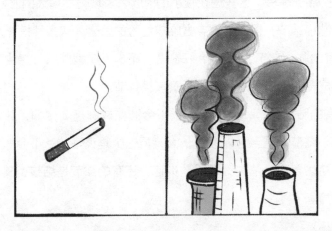

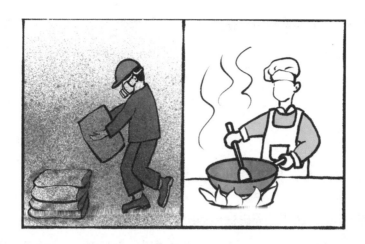

首先就是香烟，吸烟是肺癌最常见的诱因。烟草中存在的多链芳香烃类化合物和亚硝胺等具有很强的致癌活性，可以通过多种机制导致支气管上皮细胞损伤，使得癌基因（如 Ras 基因）激活和抑癌基因（如 P53、FHIT 基因等）失活，进而引起细胞的转化，最终癌变。长期大量吸烟者患肺癌的概率是不吸烟者的 10 ~ 20 倍，开始吸烟年龄越小，患肺癌的概率就越高。

此外，大气污染、职业暴露以及厨房油烟等是肺癌的几大诱因。而这些都是我们日常生活中不可避免接触的环境因素。所以在肺癌患者中，不抽烟者、女性也占相当一部分比例。

近年来随着工业化的普及，空气污染逐渐严重，呼吸道疾病的发生逐年增多。石油、煤等燃烧后的废气中含有的多种有害物质严重威胁着我们的健康。

职业暴露常见于经常接触砷、粉尘、石棉、焦炭炉、含镍的杂质、氯乙烯、镉、硅、甲醛等物质的患者。

目前的研究显示，在非吸烟女性诱发肺癌危险的因素中，超过 60% 的人长期接触厨房油烟。由于大多数情况下厨房面积小、油烟大，高温油烟久久不散，长久的油烟吸入成为非吸烟女性群体肺癌发病的重要因素。

遗传因素在肺癌的发病原因中并不明确，但是一个家族中出现多个恶性肿瘤患者的情况并不鲜见，甚至有的患者在患有肺癌的同时还患有其他恶性肿瘤。

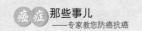

这可能是因为个人或家族中存在多个对环境致癌物易感的基因或抑癌基因相对其他人群更容易失活。

（王启鸣）

九、雾霾天，我们聊一聊肺癌的"爸比"

空气污染阻挡了人们外出锻炼的脚步，也让不少关注肺健康的人士忧心忡忡。每次出门诊的时候，总会碰到一些患者担心雾霾伤肺。尤其是不少肺结节患者，更担心雾霾过后肺结节会变成癌症。

这些担心其实有些过度。先说明一个事实：所有的肺癌都是从小结节演变而来的，通俗来说，小结节是肺癌的"爸比"，但并非所有的"爸比"都会发展成为肺癌。临床数据显示，肺结节患者中，只有 10% 左右的患者是早期肺癌。

古人把酒问月，雾霾天，我们聊一聊肺癌的"爸比"吧。

（一）发现肺结节不要过分恐慌

根据 2018 年版肺结节诊治中国专家共识，肺结节是指边界清楚，影像不透明，直径不超过 3cm，周围为含气肺组织所包绕的单发或者多发的肺部结节病变。

肺结节按照性质分为：实性结节、亚实性结节、混合型结节。

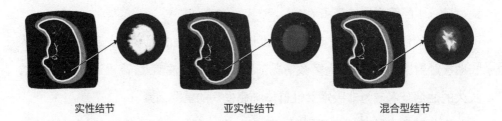

实性结节　　　　　　亚实性结节　　　　　　混合型结节

（1）亚实性结节：肿瘤细胞稀疏地生长或匍匐状生长，有一种毛玻璃影感觉。需要注意的是，这种结节发生恶性的概率较高。

（2）实性结节：肿瘤细胞密密麻麻，密度较高，如同石头一样。这类结节边缘光滑锐利，绝大部分为良性。

（3）混合型结节：中央肿瘤细胞密密麻麻地生长，周围稀疏生长，在 CT 上表现为中间密度偏高，周围密度偏低。对于这种结节要随访观察。

另外，肺结节按照直径大小，可分为典型的肺结节和小结节。对典型肺结节的临床处理更为积极，而对小结节则以定期观察为主要策略。

让人庆幸的是，初次 CT 检查发现的肺内小结节，80% ~ 90% 都是良性病变。所以，体检发现肺结节，不要过分恐慌。因为，肺结节并不等于早期肺癌，肺内很多疾病都会形成结节，良性的包括炎性假瘤、错构瘤、结核球、真菌感染、硬化性肺细胞瘤等。

（二）高危人群要坚持定检

体检发现肺结节，不要过分恐慌，但也不建议放任不管，尤其是对于直径大于 8mm 的肺内单发小结节，其恶性的占到一半以上，需要密切观察。

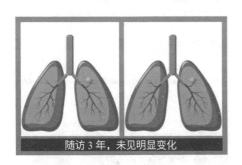

随访 3 年，未见明显变化

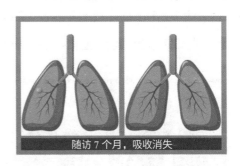

随访 7 个月，吸收消失

这里的观察指的是遵从医嘱，定期借助高分辨 CT 来观察肺结节的变化。若发现结节变大、密度增高，特别是孤立性肺结节直径 > 2cm，意味着恶性率为 64% ~ 82%，就要采取外科干预。

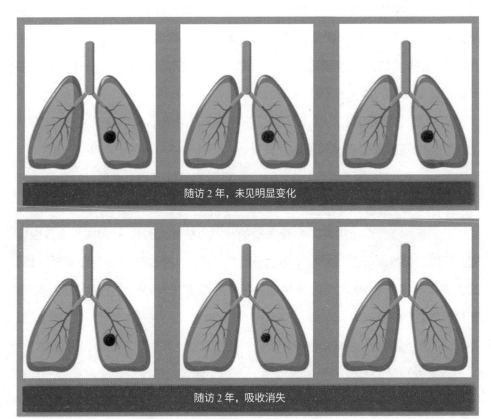

而对于毛玻璃影结节和混合型结节，结节直径超过10mm，就要做病理诊断；若发现肺结节长大增厚趋势明显，应及时切除。

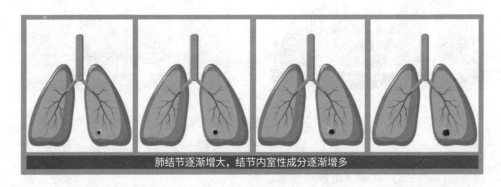

当然，即使检查未发现肺结节，肺癌高危人群也要每年进行定期筛查。

何为肺癌高危人群，临床有一个自测标准：

（1）年龄≥40岁。

（2）吸烟≥20包/年（或400支/年），或曾经吸烟≥20包/年（或400支/年），戒烟时间＜15年。

（3）有环境或高危职业暴露史（如石棉、铍、铀、氡等接触者）。

（4）合并慢阻肺、弥散性肺纤维化或既往有肺结核病史者。

（5）既往罹患恶性肿瘤或有肺癌家族史者。

符合第1项并同时符合之后4项中其中1项的，就可能是高危。对于这些人群，发现肺结节后，一定要定期复查，早诊、早治，清除后患。因为早发现、早诊断、早治疗是肺癌治疗的关键，Ⅰ期肺癌5年生存率在70%以上，Ⅳ期肺癌的5年生存率在95%以上，特别是磨玻璃成分大于50%的肺癌预后良好（注意：5年生存率，指患病人群中，生存超过5年的概率，而不是只能活5年）。除此之外，还要养成良好的生活习惯，不抽烟、熬夜，适当做些户外运动。

（三）这两个误区要摒弃

1. 若无其事，掉以轻心

不同于一些患者看到肺结节就惊慌失措、茶饭不思，颇有一些患者认为自己从不吸烟，就不会有啥大毛病。加之肺部结节都很小，一般不会引起咳嗽、咯血、胸痛等肺部症状，所以就对肺结节不管不问。这不是聪明人该有的应对策略。因为，早期肺癌一般也不会有症状，这也是目前为什么确诊肺癌的患者中＞80%是晚期的重要原因。

另外，吸烟的确是肺癌的重要原因，但不是唯一因素。现在越来越多的证据表明环境污染等与肺癌相关，比如冬季挥之不去的雾霾。有一个事实要谨记，肺结节虽然大部分是良性的，但并非全部。

2. 过度诊断和治疗

前面也说过，80%～90%的肺结节都是良性病变，因此，在坐诊遇到这些患者咨询时，一般都建议他们定期随访。随访时间根据结节的大小、性质来确定，可能是3个月、6个月、9个月或者1年。可有些患者担心随访间隔过长，

1～2个月就来复查，一年做好几次胸部CT。

在这里特别提醒大家，医生给的随访周期不是随意说的，而是有医学依据的（根据结节特点、自身情况、肿瘤生长相关理论等），相比自作主张，遵从医嘱更理性。毕竟，胸部影像学检查需要放射，"多吃射线"也是不好的。

此外，还有部分患者急切地想得到治疗，要求医生"吊盐水""消炎"，甚至有少数患者要求直接开刀，"信息较为灵通"的患者直接要求做胸腔镜手术。患者的心情可以理解，但我们依然建议要保持冷静，先到专科医生处就诊，听从合适的建议，相信专业，遵从医嘱，不要急，不要慌。

（王启鸣）

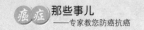

十、假如启鸣也得了肺癌

从事肿瘤治疗这么多年以来，启鸣见多了人世间的悲欢离合。有时候难免也会想，如果我也成为那些患者中的一个会怎么样，但念起的瞬间就会被我强行掐去。我很清楚一个人得了肺癌之后会怎么样，正因为我清楚，所以我更不敢想，就像只把头埋在沙子里的鸵鸟一样。

事实上，医生也只是普通人，没有大家想象得那么坚强。我们没有金钟罩、铁布衫，我们也会生病、伤心、崩溃。当一个医生和肺癌对视，我想，他的表现估计也并不会比其他患者好多少吧。

那为什么这次我又想说这个话题呢？是因为雾霾吗？有这方面的因素，却不是主因。虽然我对雾霾也有担忧，但远没有到恐慌的地步。当我看到国内很多人一方面叼着香烟吞云吐雾，另一方面去买高价防雾霾口罩的时候，我就感觉到悲哀。跟香烟相比，雾霾对于肺癌的影响力就像"小萌宠"之于"大魔王"一样。

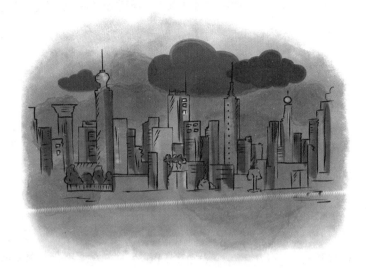

　　肺癌现在是中国居民的第一大杀手，拥有世界 1/5 人口的中国，拥有 1/3 的肺癌患者，为什么？因为中国有全世界 1/3 的吸烟人口。中国的吸烟人数排名世界第 1，超过了排在第 2 位到第 30 位的 29 个国家的总和。中国有 3 亿烟民，男性中近 53% 的人都在吸烟，并且烟民的数量从 1990 年到现在一直稳步上升，同时中国香烟消费量占世界香烟总产量的 37% 以上，中国烟草总公司 2014 年净利润 1700 亿，几乎相当于中国民营企业 500 强的总利润。

　　印度的人口和中国差不多，但是印度的肺癌患者却很少，为什么？因为印度的吸烟人口少。可能有人抬杠："印度的雾霾也少呢。"这的确是事实，但是中国雾霾问题突显是近十几年的事情，一般来讲，癌症进展的时间为 10 ~ 20 年左右，所以看雾霾对肺癌的影响至少要看 2020 年以后的数据。但是我们依然可以根据北京的情况，或者根据 100 年前的伦敦、70 年前的纽约和洛杉矶的情况来推测一下。

　　具体论证不细述，我直接说自己的结论：雾霾对肺癌患病率确实有影响，但它只要不是浓度巨大（比如 700——标准二手烟的程度），应该就不是导致肺癌的主要因素。而且，面对雾霾，除了买口罩和空气净化机，我们个人十分无力，但是戒烟，是我们立刻就能改变的。

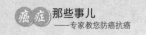
记得之前有一个谣言——"PM2.5是如何堵死肺泡的"，这个已经被辟谣了，但是到现在竟然还有人相信，作者也是相当无能为力。如果真是按照这个理论，吸烟者能活30年简直就是奇迹。

为什么这么害怕面对肺癌的我，会提起这个话题呢？是3个因素所致。其一，导火索是无意间听到的一篇在"一席"上的演讲——《癌症真相》，演讲者是李治中（笔名菠萝），我听了之后有拍案之同感。其二，间接原因是看到了黄山市人民医院胸外科副主任医生徐林友先生勇敢抗癌的故事，让我感动、敬佩以及惭愧。其三，客观原因是目前中国的癌症高发率。现在我国每年新诊断的癌症患者数量已经超过了400万，每年因癌症去世的人超过280万。过去癌症离我们仿佛很遥远，现在几乎每个人身边都有癌症患者，也许是我们的亲朋，或者亲朋的亲朋。

根据美国现在的统计，37%的女性和42%的男性在一生之中会遇到癌症，这个比例远远高过大家的想象。如果是这样，现在的一个家庭，爷爷、奶奶、姥姥、姥爷，再加上父母和小孩，这样一个普通家庭里面出现一个癌症患者的概率就超过了90%，所以这个东西躲是躲不掉的。

加之癌症是一种老年病，或者说是一种慢性病，无论男女，超过了55岁以后，癌症发病率就开始指数性地上升。按照启鸣这个年纪，患癌好像真的不是一件匪夷所思的事情。

（一）如果注定得肺癌，启鸣希望时间越晚越好

在过去的100年里，我们对癌症的认知发生了3次跃迁：第一次是我们知道了癌细胞失控生长；第二次是我们知道了癌症与基因突变有关，这是在基因检测出现以后；第三次是我们知道了它不仅要发生基因突变，还要逃脱免疫系统的监管，这是最近几十年的事。

针对这3点，我们开发出了不同的治疗方法。开始时针对失控生长，我们用化疗、放疗等办法去杀死这些快速生长的肿瘤细胞；后来因为知道有基因突变，所以发明了靶向疗法，徐林友医生就是因为靶向治疗获益；再后来知道了免疫逃逸，所以又开发了免疫疗法。最新预测的 2020 年全球销量前 10 的抗癌药物，全部都是新型的靶向药物和免疫药物。

每一次对癌症认知的跃迁，都会让癌症患者的生存率进一步地提高。电影《我不是药神》里面的格列卫，让慢性粒细胞白血病患者的生存率从 30% 提高到了 90%。

所以，启鸣希望肺癌来得晚一点，不是单纯的怕死，而是因为，也许晚了那么一点，医学对抗癌的认识又有了新的跳跃。也许，届时肺癌患者的寿命将和正常人无异。

（二）如果现在就得了肺癌，启鸣希望是肺癌早期

如果癌症发现得早的话，其实通常都是不致命的。所以，我常说，面对癌症，预防大于筛查，筛查大于治疗。根据美国的五年癌症生存率，0 期、1 期、2 期的癌症存活率是非常高的，即使到 3 期也是很不错的。但是到了 4 期，当它广泛转移以后就比较困难了。早期肺癌大部分没有任何症状，有症状去检查时大部分已是晚期。所以对于肺癌的定期筛查就更为重要。

其实相比筛查，更重要的是预防。癌症发病时间很长，它其实就是基因突变和免疫逃逸这 2 个综合结果造成的，所以如果我们可以脱离引起这 2 项变化的环境因素，有 50% 的癌症是可以预防的。这些因素有烟、酒、缺乏运动、不良饮食习惯、缺乏膳食纤维、慢性炎症、电离辐射、感染、免疫缺陷、环境污染，等等。如果只说肺癌的话，最大的因素就是吸烟。预防肺癌就是不吸烟，就是这么简单。

（三）即使到了肺癌晚期，仍有徐先生的经验给启鸣力量

在患病时，我们要保持稳定的心态，不要慌乱，不要绝望，不要病急乱投医。从我的临床及个人经验来看，肿瘤患者中，1/3 的患者被家属隐瞒病情，存在治疗不足问题；1/3 的患者过度治疗，生活质量极差；只有 1/3 的患者能够正确对待疾病并接受科学的治疗，而这些患者，大多都取得了良好的临床效果。

生活方式要健康。得病之后我好像变了一个人，饮食以素食为主，天天都

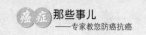
去散步，这些习惯一直坚持到了现在。尽管我所得的肺癌是腺癌，与吸烟无关，但我一直坚持从来不碰烟，建议大家也尽量戒烟，少量饮酒，保证充分的睡眠。

现在的人们，工作、生活的节奏非常快，面对日益繁重的工作，希望我们每一个人，尤其是医务人员都要选择一个适合自己的减压方式，保持身心健康。

最后，不管你此刻是健康，还是患有疾病，我都想告诉你一句话："生命诚可贵，健康价更高，且行且珍惜。"另外，作为一名医生，我承诺："只要身体允许，我会坚持到最后一刻，用我的技术和经历，与癌症抗争到底，为患者撑起一片晴朗的天。"

（王启鸣）

十一、病是我的，却不让我知情？

中国人自古有报喜不报忧的习惯，这种习惯使得年轻人在外打拼，无论多累、多苦，从不轻易和父母说；打电话回家或者过年唠家常，从来都只讲好的，不讲坏的；同样，父母病了，也不告知实情……

"百善孝为先"，中国自古讲究孝道。过去判断子女是否孝顺，最直接的标准就是能不能让父母幸福快乐地安享晚年。自然而然地，就形成了报喜不报忧的传统，导致现在中国有很多老人在被隐瞒着病情。

常有家属提醒我："我爸/妈年纪大了，一定受不了打击，千万不要告诉他（她）！"于是，我们不得不承担向老人隐瞒病情的职责，该做检查了或者该更换治疗方案了，背着老人和家属谈，像做贼一样。

这样真的好吗？设身处地地想一想，如果是我们自己，当我们老了，躺在医院病床上，连自己得了什么病都不知道。明明白白地活了大半辈子，到老了却被当作婴儿一样对待，我们愿意吗？反正我不愿意，想想就不寒而栗。

游学2个多月，国内、国外对于老年患者知情权的不同态度，令我感触颇多。

这件事和每个人都息息相关，因此有必要谈一谈。

我做客座教授的地方是美国埃默里大学温希普癌症研究所，位于佐治亚州的首府亚特兰大。这所学校是美国顶尖的研究型私立大学，学校的医院是整个佐治亚州最好的，在全美也能排进前 20 名。所以在这里，我有机会见到不少癌症患者。

这里的医生竟然直接和患者本人谈生死，这和国内很不一样。有一位患者给我印象很深，他是一个 60 岁的"美国硬汉"，1 年前发现肺癌后，经历了放疗、化疗、免疫治疗等多线治疗，但依旧未能止住癌细胞扩散。我们见到时，他已是癌细胞多发脑转移，并且脑转移瘤经历了放疗再次复发了。他和家属依旧对康复充满期望，甚至还列了很多出行计划。

启鸣跟的主任是一位印度裔医生，当时他握着壮汉的双手，轻声说："I'm sorry, Your condition is not so good.The cancer is spreading to the brain again and still out of control after radiation."（非常抱歉，您的病情不太乐观，癌细胞再次扩散转移至脑内而且放疗后仍然失控。）听闻病情，壮汉的家人难受地哭了起来，壮汉也低头擦拭着眼泪。但是他鼓起勇气，问："我的生命还有多长时间？"医生说："3 个月。这些时间您可以转回社区或待在家里，和家人在一起……"听完医生的建议，壮汉和家人道谢后离开诊室。离开前他告诉我，他们还一直想去中国，可惜还没去。

这不是个例。

在那里，每个医生都会直接和患者（婴幼儿除外）谈病情，而且碰到年轻患者时，还通常只告诉患者本人（尊重患者的隐私权，有些年轻患者若不想让父母知道自己患过什么病，父母很可能一辈子都不知道）。对于老年患者，也是直接告知诊断结果，要不要继续治疗、用什么药、治疗的作用及不良反应、治疗的后果，等等，医生给建议，由患者本人自行决定。

这和国内一些老年患者不能获知病情形成反差。我们在医院经常见到的画面是，老人患了恶性肿瘤，家属害怕老人接受不了，全部瞒着他，要求医生、护士也不能告知，老人也假装不知道（有的可能是真的不知道）。家庭条件好的，按照我们的建议做治疗；家庭条件不好的，患者家属直接哄骗老人"医生说可以出院了"，然后带着老人离开，但这些老人出院后的情况，不难想象。

百度一下"隐瞒老人病情"，找到 973 000 个结果。其中，有的人在纠结要不要告诉老人病情真实情况；有的是"对没有告知老人真实情况，导致老人没有好好安排最后的时光"的后悔。粗略统计，以后者居多。微博上同样有很多关于"隐瞒父母病情"的懊悔。

为什么我们要向老人隐瞒真实病情呢？为什么国内医生不可以像美国医生那样，直接告知老年患者病情？你肯定会告诉我：我们是担心老人受不了真实病情的打击，所以隐瞒。抱歉，我对此不敢苟同。我们父母经历的事情比我们要多，他们的见闻也比我们丰富，凭什么说他们没有心理承受力呢？当他们清醒的时候，他们是完全民事行为能力人，我们凭什么替他们做决定？

其实，所谓"不能承受"很多时候都是我们的假想。我见到过很多患者家属，因为这个"假想"而后悔；也见过一些患者家属，因及时告知老人疾病实情，让他/她自己决定是否接受治疗、自己安排最后的时光而没有遗憾。

还记得著名作家李敖曾罹患脑瘤，在自知离世不远时，他写了一封公开亲笔信，希望跟家人、亲人、仇人好好告个别。这封公开信至今还在流传，被称作"狂人最后的温柔"。但假如李敖的亲人或医生向他隐瞒了真实病情，或许我们就看不到如此精彩的作品了。

我希望中国能借鉴欧美国家的做法，立法或制订规章规定"患者有一切知情权"，医生必须当面向患者说明所有的病情，包括诊断、治疗的作用及不良反应、治疗的后果，等等。只要患者神志清醒，没有任何人可以为他们做治疗上的决定；只有当患者神智不清醒的时候，亲属才可以做决定。这样，我们应该会少一些纠结和遗憾，医护人员也会少些隐瞒病情的压力，甚至少一些因此而带来的医疗纠纷或心理愧疚（这不是没有，参考电影《亲爱的医生》）。

启鸣期待大家形成不向老人隐瞒病情的共识。这样，老人或许可以自由安排最后的时间，做一些自己想做的事，这样老人也可以优雅、安然地离去。

（王启鸣）

十二、世上重要的事情从来都不容易，包括得癌症

网上有个说法被很多人接受：每个人体内都有癌细胞，我们一直在与癌共舞。之所以绝大部分人没有癌症特征，是因为人的免疫系统会不停摧毁癌细胞，使癌细胞无法增生繁殖成肿瘤。

这个说法没有被公认，换个说法可能好一些：人体每时每刻都在发生某个细胞的癌变。更精准的说法应该是：每一个细胞都有癌变的潜力，因为每个细胞内都有癌基因，也有抑癌基因，二者处于平衡状态，当癌基因激活，抑癌基因失活，二者失衡，发生突变，就会导致细胞癌变（注：其实细胞癌变除了癌基因突变、抑制基因失活外，还需要凋亡调节基因和 DNA 修复基因改变以及端粒酶活性大幅提高等条件）。

事实上，癌症类型不同，驱动癌症的突变数量也有很大差异，但是至少也要有 2 个突变才有可能，比如经典的 NRAS/TP53，或者如 CDKN2AKO/EGFRV3OE 的小鼠星形胶质细胞。癌细胞诞生之日起就随时面临着被免疫系统消灭的危险，绝大多数都逃不过被灭杀的下场。没办法，它长得太怪异了，特别大，而且细胞膜表面都变了。

以细胞免疫为主，体液免疫为辅的免疫系统具有识别、杀伤并及时清除体内突变细胞，防止肿瘤发生的功能，称为免疫监视。免疫监视是免疫系统最基本的功能之一。细胞毒性 T 细胞（CTL）、自然杀伤细胞（NK）和巨噬细胞作为主要效应细胞在各种细胞因子的作用下，基本上消灭了我们体内的大部分癌细胞，防止了癌症的发生。

但是，有个事儿挺可怕的：T 细胞会出现免疫耐受。癌细胞在身体内久了

能"驯服"T细胞，使T细胞能识别但不杀伤癌细胞，是不是很可怕？所以一直有"冻存年轻T细胞"的尝试，让这些没被"驯服"的士兵们在战争胶着时上战场，一举定乾坤。只是在T细胞如何扩增方面的问题一直难以破解，不过这未必不是一个癌症治疗的方向。

"墨菲定律""帕金森定律"和"彼德原理"并称为20世纪西方文化三大发现。它讲的是：不管一个问题出现的可能性有多小，只要它所在的系统一直持续，那它必然会出现。即使人体的免疫系统精密如斯，还是会有癌细胞幸运地躲过死亡封锁。

那此时这个幸运的癌细胞就可以大展宏图了吗？还早得很呢，它还需要有个合适的地点和环境作为基地，潜心发展。这个过程需要很多次分裂，当然也需要很多年的时间，其间少不了和免疫系统的周旋、伪装、缠斗、适应，直到它发展成为病灶，变得随时可能被临床医生发现。到了这个时候，癌细胞就要祈祷了，"宿主千万不要检查身体呀"。因为如果被检查出来，医生有的是手段对付它。"庆幸"的是，目前对于癌症的前期筛查还不够普及，它轻松地躲过去了。

躲过检查的癌细胞继续埋头分裂增生，直到有一天，它忽然发现自己的资本已经足够雄厚，是攻城略地的时候了。它兴奋地吹响了冲锋号，却悲哀地发现，自己竟然没有转移侵袭的能力。它心想："坏了，我这是先天不足啊，最多只是个肉瘤，长得再大也是被医生一刀解决的事情。出师未捷身先死，光荣伟业只能寄托于子孙后代了。"

数以亿计的癌细胞"出师未捷身先死"，前仆后继，终于有一个幸运的家伙，拥有了转移侵袭的能力后，它扛起了先辈们的大旗，星星之火，可以燎原，癌症之路终于踏上正轨。

瞧瞧，就连癌症的形成都这么不容易。

话说回来，在这世上有一个论一个，又有哪些事情是容易的呢？羚羊疯狂的奔跑是为了生存，豹子疯狂地追逐也是为了生存，而我们不停地努力，不仅是为了生存，还要追求生存得有价值，以及由此而来的一大堆诸如"我是谁，我从哪儿来，要到哪儿去"之类的困惑……

　　所以，简而言之，人类大概是世界上最不容易的了。

（王启鸣）

十三、不吸烟女性肺癌风险提升的背后

（一）不吸烟女性成肺癌新高危人群

　　过去一说到肺癌，我就说要戒烟。其实几乎所有专家都会呼吁，只有戒烟才能远离肺癌。可现在有数据开始来"打脸"了：不吸烟女性肺癌发病率较高，成为新高危人群。这个数据来自复旦大学附属肿瘤医院陈海泉团队的一篇《中国医院员工的肺癌筛查研究》。研究团队对中国不同地区的 6 家医院共 8 392 名医院员工做了低剂量螺旋 CT 筛查，结果共检出 179 名员工患有肺癌（经病理检查确认），占总样本量的 2.1%；在患肺癌的员工中，女性有 147 人，占 82.1%，剩余 32 人为男性；以吸烟习惯区分来看，167 人为非吸烟者，占 93.3%；以性别检出率区分，女性检出率为 2.5%，显著高于男性的检出率 1.3%。

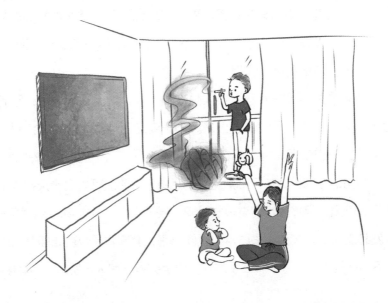

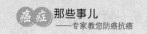

当然，我可以在研究中挑出不少毛病。比如，在非吸烟者和吸烟者的检出率之间，并没有达到显著的统计学差异；纳入样本中的总体女性更多，会影响结果；研究样本限于医院员工，结果和广大民众可能存在差异。然而，我也不得不承认这个结果挑战了我们的一个传统观念。我们通常认为，肺癌的高危人群就是老年人和"老烟枪"，没有想到不吸烟的女性竟成了新高危人群。

其实，这已经是陈教授团队的第二个相关研究了。第一次研究在 2013 年左右，同样是低剂量螺旋 CT 肺癌筛查，筛查对象是上海市闵行区居民。得出的主要结论与此次相同：女性不吸烟者肺癌发生率较高。

（二）不吸烟女性的肺癌，病根还在于吸烟

事实上，女性肺癌发病率的确在大幅上升，这是从最近十几年才开始的。这些肺癌患者中大部分女性从不抽烟，这和西方国家形成了鲜明的对比。以美国为例，美国的女性肺癌患者中 80% 以上都是烟民，而中国的女性肺癌患者中 80% 以上从不吸烟。排除检查力度因素，中国不吸烟女性肺癌发病率逐年提高，究竟谁是导致这种现象的罪魁祸首？

我们可能会下意识地认为是油烟，因为女性每天要做饭，然而这可能不是主要原因。空气污染、厨房油烟导致女性肺癌发病率上升这一说法虽然被大众接受，但其实并没有明确的科学依据。更直接地说，不吸烟女性肺癌总趋势在上升，而中国女性家务劳动参与率却是在逐年下降的，这一点解释不通。所以，我更倾向于认为，病根还在于吸烟。

想想这个场景是不是很熟悉：男人想吸烟，看了看女人和孩子，跑到了卫生间，过了一会儿神完气足地走了出来。丈夫满足了烟瘾，女人体会到了丈夫的改变和关爱，一切都很美好。那么，让我们分析一下，这真的美好吗？

在一个封闭的空间里，二手烟烟雾中的尼古丁等物质可能几十天都散不去。即使卫生间有通风，但挥散也需要很长时间。男子吸烟，有害物质会附着在他的衣服、毛发和皮肤上面久久不去，从卫生间出来，有害物质也就跟随着出来了。所以，在不知不觉中，二手烟和三手烟在持续毒害着一家人。所以，不直接吸烟，

并不意味着能逃脱烟草的毒害，二手烟和三手烟的危害更加隐蔽，也更加持久。启鸣过去经常阻止患者家属在卫生间或楼梯间吸烟，他们很不理解：我又没有在病房里面吸，都出来了还管。这就是因为他们不了解二手烟和三手烟的危害机制。

再说一个侧面的佐证。不吸烟女性肺癌发生率的上升，和中国烟草（和电子烟）历年的产销量呈正相关。中国卷烟产销量自 2017 年后迅速攀升，令人心痛。总之，如果没有烟草，那肺癌就是罕见病，这句话依旧成立。

（三）吸烟者肺癌更难治

业内很多专家说，吸烟者肺癌和非吸烟者肺癌是 2 种病，这并非没有道理，因为两者呈现出大相径庭的特性。非吸烟肺癌几乎都是肺腺癌，其中绝大多数存在 EGFR 突变、EML4-ALK 融合突变、HER2 插入突变、KRAS 突变中的一种，尤以 EGFR 突变最为多见，突变率达到 79%。而吸烟者肺癌各种各样，以鳞癌较多，并且没有一个驱动基因，其突变比较杂乱，这类患者对化疗不敏感，治疗预后也不乐观。

所以，如果有人说，既然吸烟和不吸烟都有可能得肺癌，那我又何必戒烟呢？我就表示您的想法太过单纯了。且不说吸烟带来的一系列危害，单就肺癌本身来说，吸烟者肺癌更难治。总之，我的建议是：我们要时刻对新的趋势保持警惕，同时对戒烟丝毫不能松懈。

（王启鸣）

十四、肺癌会遗传吗?

关于这个问题，您读完下面这段对话，就会茅塞顿开。

咨询者：有个问题大家都很关心，但是去网上查，却众说纷纭，令人莫衷一是。

医生：什么问题？

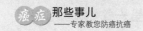

咨询者：肺癌会遗传吗？

医生：目前医学界尚无定论，对癌症的遗传倾向较为肯定。我个人认为会遗传，不过遗传的不是肺癌本身。

咨询者：有点不太明白。

医生：两三句话难以解释清楚。为了不产生歧义，我们从肿瘤的产生原因开始说起吧。

咨询者：我的老师说，如果一个概念不能两三句话说清楚，那就是没理解。

医生：那我能用一张图说清楚。

 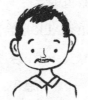

小明爷爷肺癌　　　小明爸爸肺癌

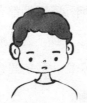

小明得肺癌的概率是多少？

咨询者：看着脑壳疼，还是你说吧。

医生：我们倾向于认为所有肿瘤的发生都主要受遗传和环境2种因素控制。当然了，一个人的精神、年龄和生活方式也有重要影响。不同肿瘤受二者制约的大小不同，大部分肿瘤主要受环境因素影响，而有些主要是由遗传决定。在主要由遗传决定的肿瘤中有些由单基因控制，有些是由多基因控制，也有些可能是由于染色体畸变或细胞基因突变引起的。

咨询者：那么照图中所示，肺癌属于多基因控制的？

医生：对，或者说是属于多基因遗传易感性疾病。

咨询者：什么是遗传易感性？

医生：所谓遗传易感性就是指，有些人的基因存在先天性的缺陷，他们就比较容易受到外界致癌因素的作用，当他们的子女遗传到了缺陷基因后，就同时遗传了对这些致癌物质的易感性。

咨询者：也就是说，归根结底是这些缺陷基因在作祟。

医生：我们将这些让人更容易患上某种疾病的基因称之为"易感基因"。如果你携带有某种癌症的易感基因，这意味着你这一生中患该种癌症的概率要比没有这种基因的人高出很多倍。比如在肺癌的易感基因中，我们经常提到的就有 HER 家族基因、ALK 基因、RAS 基因等。

咨询者：那如果我不小心遗传了你说的那些缺陷基因，岂不是太惨了。

医生：只是说风险更高，并不是说肯定会患肺癌。坚持健康的生活方式，保持平和的心态，避开危险环境，避免接触已知的致癌物，可以有效降低患癌症的风险。一加一减之下，风险得到了对冲。

咨询者：我看有些人抽烟、喝酒、烫头，照样活到九十九，是不是因为他们没有 HER 家族基因、ALK 基因、RAS 基因等这类基因。

医生：是的，但我们对肺癌的研究还不够深入，除了已经发现的那些，一定还有更多的易感基因没有被我们发现。放到江湖，他们大概就是一万人中才有一个的亘古奇才了，我们绝大部分人都比不了的。但是，再好的先天优势也禁不住作践，抽烟、喝酒、烫头，还照样活到九十九，这种人至少运气不差。

咨询者：我想起了你之前写的一篇文章，大意是说我们可以发挥主动性，通过生活方式的改变，调整自己的身体内环境，进而在基因层面对癌症起到抑制作用。

医生：是的，与其期待有万中无一的运气，不如脚踏实地，自己为自己的健康夯基础。

咨询者：最后我总结一下——如果一个人有肺癌易感基因，那他的患病概率大大高过普通人，但是可以通过坚持健康的生活方式，保持平和的心态，避开危

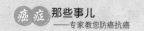
险环境，避免接触已知的致癌物，来有效降低患癌症的风险。我命由天更由我！

医生：总结得不错。

（王启鸣）

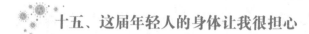 十五、这届年轻人的身体让我很担心

听说在印度，年轻人的失业率非常高，在 30% 左右。与此同时，这些年轻人在 Facebook 和 Instagram 上花费了大量的时间。印度人在 Facebook 和 Instagram 上花费的时间在所有国家 / 地区中排名居首。可是，印度互联网广告业的收入却极低，广告主根本找不到对这些人有价值的广告，因为他们没有购买力。

为此，切坦·巴加特（印度最著名的作家之一）前段时间在《印度时报》上发表了一封公开信，呼吁印度年轻人不要沉溺于手机。他这样说道："你们是印度历史上第一代可以使用智能手机和廉价数据流量的年轻人，你们每天在手机上花费的时间平均达到 5 ~ 7 个小时。""5 个小时是你每天清醒时间的 1/3。就像香烟或其他毒品一样，这种手机成瘾正在吞噬你生命的一部分，损害你的职业前景，并扰乱你的大脑。如果这样下去，整个一代的印度年轻人将成为被 4G 毁掉的一代人，这一代人全都沉迷于 4G，他们的生活毫无目标，对国家一无所知。"看到这，我不禁想到了我们国家的情况。

不久前，华为在发布会上展示了一款新手机——MATE40，这已经是其发布的第三代 5G 手机了。在我们的邻居正被"过于发达"的 4G 困扰的时候，我们国家的 5G 已经商用，并且开始使用第三代 5G 手机了。更流畅的速度、更精细的画面，我很难相信我国年轻人会比印度年轻人有更强大的抵抗力。相比这个，年轻人的身体更让我担心。

记得前两天看到一个场景：有个小女生拿着一瓶可乐，她拧不开瓶盖，于

是让身边的男士帮忙。她是真的拧不开，不是在向男士卖萌、撒娇。以前"手无缚鸡之力"更多是夸张的文学手法，现在好像开始成为常态。年轻人，多么美好的字眼！风华正茂的年岁，犹如一朵山丹丹花开在最红艳艳的时刻。可这令人羡慕的一群人，似乎过得很不好。身体孱弱，力气小，压力大，这就是他们的现状。

据丁香园《2020 国民健康洞察报告》所说，年轻人普遍被情绪（焦虑、抑郁等）、皮肤、脱友、身材等问题困扰。85% 以上的人认为自己可能患有或曾经可能患有一种或多种心理疾病，包括抑郁症、躁郁症、焦虑症等。震惊的是，担心自己猝死最多的群体，竟是年轻人。

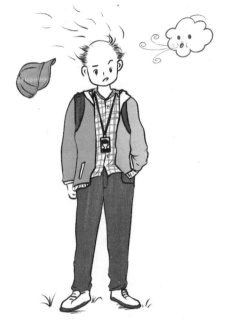

最令我心痛的是年轻人群体中流行的"解决方案"。他们针对每个关心的问题，找到了相应需要补充的营养物质，不用锻炼，只需要吃就能解决问题，十分方便：睡觉失眠怎么办？吃褪黑素。皮肤不好怎么办？补充胶原蛋白。便秘了怎么办？用酵素排毒。视力减弱了怎么办？有蓝莓籽叶黄素。想要美白？葡萄籽粒花青素。这些保健品风靡年轻人群体，因为它们是"献给拼命工作又要健康的年轻人"的。吃这类保健品成为"正确的选择"，因为这意味着"对自己的健康负责"。

工人日报称，2022 年"618"期间，某电商平台的数据显示，眼部保健类产品销售同比增长 4 126%、蛋白粉同比增长 751%、维生素类产品同比增长 387%，其中 95 后、00 后成为消费主力，活跃用户同比增长 126%。"双十一"的数据更加惊人。有消息说，国内长时间使用保健品的 90 后占比为 21.9%，偶尔使用和有意向使用保健品的 90 后超过 70%，只有绝少部分人排斥

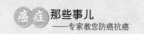

保健品。澳大利亚、日本等国家的企业为此研发了中国专属产品，在中国赚得盆满钵满。

流行在年轻人群体中的保健品看起来是如此高大上，全部都是国外进口的，和忽悠老年人买的保健品是如此不同，可以称得上是"新概念保健"。可是，请原谅启鸣并没有看出有什么本质上的不同。

保健品到底有没有用？有没有不良反应？举个例子，褪黑素很火爆，据说可以"延缓衰老、改善睡眠"，但长期大剂量服用会造成低体温、释放过多催乳素而导致不孕等。全球范围的医院对褪黑素的使用都是慎用的。但在我国，年轻人购买褪黑素很容易。我不是说所有保健品都不靠谱，但是现在流行的保健品真没几个靠谱的。回顾一下医学发展史，多少流行一时的保健品最终被证伪，留下无数受害者哀嚎，而发明制造的资本早就赚够了抽身离去。

年轻人，长点心吧。这些靠吃来解决问题的方法都是伪命题，真正的"解决方案"是动起来。你们身上出现的绝大多数问题，归根结底，就是因为动得太少，想得太多。简单来说，就是身心失调了。那么，解决方法就是把它调回来。所以，动起来吧！

（王启鸣）

十六、你是最糟糕的患者吗？

对医生们来说，有一类患者是最不愿意碰到的；对患者们来说，大概也有某类医生是最糟糕的。

最近看了一篇文章，题目叫《谁是最愚昧的人》，很有点剑走偏锋的意味。

谁是这个世界上最愚昧的人？

我们一般认为，知识越少越愚昧，一个人的愚昧程度和他掌握的知识量恰好成反比。可是，这篇文章的作者提出了一个不一样的观点。他说："一知半解的人最愚昧。"为了解释这个观点，他举了一个医疗上的例子——患麻疹的孩子。

麻疹，一种急性呼吸道传染病，传染性极高，传染能力是"非典"的 4 倍。儿童极易受到感染，感染之后，会引发很多并发症，如肺炎、脑炎等。其中，有一种亚急性硬化性全脑炎，儿童一旦得上，无药可救。

这个病很严重，却并非没有办法。20 世纪 60 年代，科学家就发明了麻疹疫苗，只要给孩子打了这种疫苗，就可以避免这个风险。中国是从 1965 年开始使用麻疹疫苗的。如果大家留心，就会发现这个疫苗是必须打的，国家免费提供，如果不打，孩子就上不了幼儿园。可是，在国外，尤其是在发达国家，如何提高儿童的接种率却成了一大难题。例如，在美国，就有很多父母想各种办法，逃避给自己的孩子接种。这就很奇怪了，明明是件好事，做起来又不难，为什么会逃避呢？

说起来原因很复杂。最开始是因为，在 1998 年，一个叫韦克菲尔德的人在《柳叶刀》上刊登了一篇文章，提到接种麻腮风疫苗（麻疹、腮腺炎和风疹的混合疫苗）可能引发孩子患上孤独症。这个结论吓到了很多人，疫苗会导致孤独症，那谁还敢打啊？麻腮风疫苗的接种率大幅下滑。例如，受冲击最严重的英国，接种率从 92% 跌落到不足 80%，麻疹病例从 1998 年的 56 例，增加到 2008 年的 1 348 例，而且这一年有 2 个儿童因此而死亡。不仅是麻疹疫苗，其他疫苗也受到牵连，甚至引发了当代"反疫苗运动"的兴起。

其实那篇文章发出来后不久，科学家们就发现这个结论站不住脚。在 2004 年（6 年后），《柳叶刀》撤下了这篇论文，韦克菲尔德本人也出来跟大家道歉并承认错误，他本人甚至还被英国吊销了行医资格证。随后，科学界、政府不断发表声明，告诉公众疫苗是安全的，对孩子好，一定要打。

按理说，关于疫苗有危害的言论应该到此为止了，疫苗的接种率该提升上去了，但是，前面所说的奇怪现象出现了，尤其是在 2 个方面形成强烈对比：

第一，全世界著名的贫穷国家，卢旺达、斯里兰卡这些地方，几乎每个人都打了麻疹疫苗；而在美国、法国、英国这样的发达国家，疫苗的接种率反而

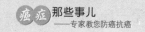

更低。因为穷国强制性接种，人们没得选；发达国家更自由，人们拥有更多的选择权利。

第二，在发达国家里，小镇或农村的贫穷人、没有受过教育的家长，普遍让自己的孩子接种了疫苗，因为他们没得选；受过教育的父母，恰恰容易对疫苗持怀疑态度，甚至参加"反疫苗运动"来抵制，其中不乏名人。据说，特朗普在当上总统之前，也多次公开反对疫苗。因为这些受过更多教育的家长，不是医生，教育水平不见得多高明，但刚好足够让他们有底气去挑战医学共识。

不仅是麻疹疫苗，在全球范围内，1/5 的儿童由于家长不愿意，而无法获得常规的免疫接种，每年有 150 万儿童因为这种极其荒谬的原因死亡。对此，作者解释，越是在现代自由社会，服从——特别是服从专业知识共同体，越是成了一种重要的能力。因为社会分工越来越细了。你懂一部分，他懂一部分，大家通过市场交换和彼此服务来共享知识。这就需要一个默契，每个人都得服从专业权威。进医院就听医生的建议，上飞机就相信飞行员和航空公司，在超市就得相信这些商品都是合格的，有人把过关。如果不服从这些专业权威，在现代社会，事实上就没法生存。

我觉得"服从"这个词不好听，于是想到了过去有个很火的词，叫"信任力"。所谓信任力，就是你能够在各种纷乱的场合，迅速找到那个值得信任的人。现在网络越来越发达，每个人都能发声，大家都显得像是权威或专家，但公众的信任力是越来越受挑战了。就以韦克菲尔德发表的论文为例，他质疑疫苗会引发孤独症，虽然后来证明不靠谱被删除了，但是这篇论文已经融入了网络，就像打开的潘多拉魔盒，再也收不回去了。当自己的孩子需要打疫苗了，很多人就隐约想起有过这么一篇专业论文，说疫苗不好，再去网上搜搜，还真有很多相关的报道甚至书籍，都说疫苗不好，抱着宁可信其有的态度，自然就不想让自己家的孩子打疫苗了。

所以，这个世界上谁是最"愚昧"的人？不是没有知识的人，而是有一点知识，却又一知半解，他能感染到那些互联网中的"知识病毒"，但是又没有足够的知识可以"消毒"。这是当下时代造就的一个挺无解的局面，导致我们在绝大多数时候，都是一个一知半解的人。

在古代，一个人精通多个领域好像是一件挺容易的事情，甚至我们敬称一些人是"全才"，国外有苏格拉底、达·芬奇、莱布尼茨、富兰克林等，中国有墨翟、张衡、沈括等先贤，直到近现代，还有辜鸿铭、南怀瑾、顾毓琇、赵元任、钱伟长等大师，他们在多个领域都有建树。但是再往现代，就很难找到了，如今更多的是深研某一领域的专家之流。不是大家不想当全才，奈何本专业的知识积累已经浩如烟海，稍有松懈就不进则退，很难有精力去攻克其他领域了。

如果每个人都只精通于自己的专业，那我们很容易遇到专业领域外的问题，那时候就一下子成了外行。应该怎么办呢？在过去，我们也许可以看更多的书，努力学习吸收，最后穿过层层障碍，不畏浮云遮望眼。而现在的社会，选择信任该领域的专家是个更好的选择。里面有 2 层含义：相信他，并照做。

如果问我们医生最喜欢什么样的患者？我们会一致认为是能够信任我们的患者。这种人能坦诚告诉我们病史，严格遵守医嘱，让吃药就吃药，让锻炼就锻炼，和他们的合作体验简直是一种享受。给他们治病，我们就格外有信心。如果他们还能够每次精准描述自己的感受，甚至针对我们的治疗方案提出建设性意见，那简直是上帝派来的天使一样可爱。

相反，我们最不愿意遇到什么样的患者呢？就是那些一眼看上去好像很聪明，对自己的病往往能说个123来，但在看医生时带着审视的眼光，医生说什么，他们都给出一个怀疑的神色，然后通过在网上搜索到的知识来"有理有据"地抬杠。抬杠的结论往往是我们想害他，我们不想让他好，目的只是想掏光他们的钱包。这大概也是我能想到的最糟糕的患者了。也许他不仅做患者是最糟糕的，在其他场合也是糟糕的，身体是自己的，如果连给自己治病的医生都不信任，我不知道他会真正信任什么人。

同样，我们医生也必须反思，为什么一个患者会不信任我们呢？我们表现出足够的专业度了吗？我们的言谈举止给了患者正面反馈了吗？患者固然难以

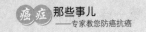

对面相稚嫩、青涩的医生交托信心，同样不敢对举止轻浮的医生托付性命。我觉得对于一个医生来说，医技、医德自然是最重要的，但提升自己的信任力，做一名让患者放心的医生同样重要。

（王启鸣）

十七、这些癌症可能会遗传给下一代

我之前就谈过癌症是否遗传的话题，也发表了相关的文章，结论就是：癌症会"遗传"。当然，遗传的不是癌症本身，而是癌症的"易感性"。也就是说，有些人的基因存在先天性的缺陷，他们就比较容易受到外界致癌因素的作用，当他们的子女遗传到了缺陷基因后，就同时遗传了对这些致癌物质的易感性。这些让人更容易患上某种疾病的基因就是"易感基因"。如果一个人携带有某种癌症的易感基因，就意味着他这一生中患该种癌症的概率要比没有这种基因的人高出很多倍。比如在肺癌的易感基因中，我们经常提到的就有 HER 家族基因、ALK 基因、RAS 基因等。下面列出了 8 种已被证明具有明显遗传倾向的常见癌症。

（1）乳腺癌：20 世纪 90 年代，乳腺癌的易感基因 BRCA1、BRCA2 被发现，但仅有 5%～10% 的乳腺癌与基因遗传有关。一般情况下，家族中母亲或姐妹一人患了乳腺癌，其女儿或姐妹患乳腺癌的概率比一般女性高 3 倍左右。

（2）卵巢癌：约 20%～25% 的上皮性卵巢癌与遗传因素相关。乳腺癌、卵巢癌、结直肠癌等家族史，都可能导致家族中女性成员的卵巢癌风险增加。

（3）结直肠癌：家族性结肠息肉易发展成结直肠癌，如果父母患有因上述疾病导致的结直肠癌，其子女患上同类癌症的可能性高达 50%。

（4）胃癌：在所有胃癌患者中，有明显家族聚集倾向的占 10%。大量资料表明，家族肿瘤史，尤其是直系亲属胃癌史是胃癌的危险因素。胃癌患者亲属比其他人患胃癌的危险性高 2 ~ 3 倍。

（5）肺癌：日本一项调查显示，肺鳞状细胞癌患者中，35.8% 有家族史；肺泡细胞癌的女性患者中，有家族史的为 58.3%。

（6）子宫内膜癌：据统计，在所有子宫内膜癌患者中，约 5% 是由遗传性因素导致的，这些患者的发病年龄要比散发性子宫内膜癌患者平均年龄小10 ~ 20 岁。

（7）胰腺癌：5% ~ 10% 的胰腺癌患者的家族成员也有该病的病史。若多于一位直系亲属（即父母亲、兄弟姐妹、子女等）罹患该病，其患病概率会大幅增加，且常在 50 岁之前发病。

（8）前列腺癌：如果一个直系亲属患前列腺癌，其本人患前列腺癌的危险性会增加 1 倍；两个或两个以上直系亲属患前列腺癌，相对危险性会增至5 ~ 11 倍。

这件事想想就觉得残酷。作为父母，自己的孩子一出生，就意味着患癌的风险比别的孩子大很多。也许，目前正在快速发展的基因疗法能够解决这个问题。基因疗法通过将外源正常基因导入靶细胞，达到治疗的效果，对因基因引起的遗传疾病和部分癌症，有较为明显的疗效。希望它能够尽早实现突破，尽早造福人类吧！

此外，如果家族里面有亲属不幸被检查出患有以上 8 种癌症中的一种，那我们需要尽快到医院进行筛查，早筛查早安心，在这件事上不要抱有侥幸心理。当然，也不要过度恐慌，癌症遗传除了"易感性"，还取决于心理因素、饮食因素及生活习惯等综合结果，即便一个人有肺癌易感基因，患病概率大大高过普通人，但是，他也可以通过坚持健康的生活方式，保持平和的心态，避开危险环境，避免接触已知的致癌物等，来有效降低患癌症的风险。

（王启鸣）

十八、我为什么会缺盐？

李先生体格健硕，但是他不到 50 岁的年纪，却已是 30 余年的老烟民了。虽然亲戚朋友中有很多人劝他戒烟，但是李先生因为没感到什么不适，也就没放在心上。今年春天开始，李先生开始咳嗽，开始以为是感冒，但吃了一些口服药也不见效，并且咳嗽越来越重，甚至严重影响了夜间睡眠。李先生心里有些隐隐的担忧，于是就到医院检查，结果不幸被确诊为小细胞肺癌。李先生家人留意到他最近一周没有食欲、懒动，开始以为他是心情不好，可最近两天，李先生出现呕吐、嗜睡、言语错乱，家人才意识到情况不妙，于是赶紧来到医院急诊。医生了解病情后，急查了电解质，提示李先生重度低钠血症，也就是体内缺盐了。给予对症治疗后，李先生的血钠水平恢复了正常，也能吃能动，明显好转了。

小细胞肺癌较其他病理类型的肺癌更容易合并副肿瘤综合征，低钠血症是小细胞肺癌的一种常见表现。轻度低钠，患者仅仅感觉到乏力，食欲缺乏；重度低钠患者会形成精神症状，甚至昏迷。给予对症升血钠治疗后，患者症状可以缓解。但从根本上解决问题，还需要积极抗肿瘤治疗。绝大部分患者低钠血症都随着肿瘤病情的好转而自愈了。

（王莉莉）

十九、癌症确诊后对患者的精神冲击

某天下午门诊快下班时，突然接到一个电话，那边说话语气有些焦急："医生，我是您过去的一个老患者的家属，我们在赶往医院的路上，患者在家情况一直不错，但是刚才突然不会说话了。"我心中暗暗吃惊，因为这个患者我很熟悉，患者规律地服用靶向药物，病情一直控制得不错，出现突然不会说话还是在意料之外的。患者被带到病房后我仔细检查了情况，其表现为双手及双脚震颤，无法说话及对答，不能站立及活动。情况紧急，我对其进行了包括抽血、头部急诊CT在内的一系列检查。不一会儿，检查结果出来了，身体情况基本正常，只有轻微的低钾。我看到结果后有了大概的想法，仔细追问患者本次的病史。患者丈夫说："开车过来的途中妻子在翻看我的手机，可能看到了手机上我发送的她的病情的资料。"丈夫的话印证了我的想法，患者在过去不知道自己得了肺癌，在突然知道自己病情后出现了癔症发作。后来我对患者进行了镇静及心理疏导，患者很快恢复了正常。

癔症，又称歇斯底里，是一种常见的精神障碍，其临床表现多种多样，故有人称其为"疾病模仿家"，由明显的精神因素，如生活事件、内心冲突或情绪激动、暗示或自我暗示等而引起的一组疾病，表现为急起的短暂的精神障碍、身体障碍（包括感觉、运动和自主神经功能紊乱），这些障碍没有器质性基础。病因主要是心理因素及遗传，但具有癔症性格特点是癔症的易患因素，如情感丰富、暗示性强、以自我为中心、富于幻想等。

癔症的主要症状：

（1）癔症躯体障碍（转化型癔症）。表现为麻木，感觉过敏，突然失明，突然发生完全性听力丧失；失音或喉部梗阻感；肢体瘫痪、不能站立或不能步行，但无肌肉萎缩；痉挛发作，倒地、抽搐，常常是手足乱舞，有时扯头发、咬衣服。

（2）癔症性心理障碍（分离性癔症）。表现为突然情感暴发，哭笑不止，撞头、扯头发、咬衣服、捶胸顿足、满地打滚，常伴有情绪的急剧转变和戏剧性表现；有的是心因性遗忘患者，表现为有选择地遗忘那些与心理创伤有关的内容或某一阶段的经历；还有的是神游症患者，如突然离开原先的活动，外出漫游，可历时数日。

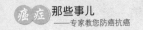

由于癔症属于神经系统疾病，有时让人捉摸不透，同时没有器质性病变发生，所以，有许多人认为，癔症是邪病，是鬼神等作祟，到处向巫医神汉求救，结果不仅被人骗去钱财，还往往导致病情加重，耽误了正常治疗。

（吴育峰）

二十、出现肿瘤疼痛是不是病情恶化了？

临床上经常会遇到一些肿瘤患者愁眉苦脸地问医生："我感觉到××部位疼痛，是不是我的病情恶化了？"

要回答患者的这个疑问，首先要了解一下疼痛产生的原因。恶性肿瘤症状比较复杂，有些并不表现为疼痛，甚至确诊时已经发生了远处转移，但也一直没有出现疼痛的症状。有一部分恶性肿瘤可能侵犯牵拉神经，会引起疼痛，但并不代表病情恶化。肿瘤的进展是由恶性肿瘤的 TNM 分期系统反映的，所以恶性肿瘤疼痛与是否恶化没有必然的联系。

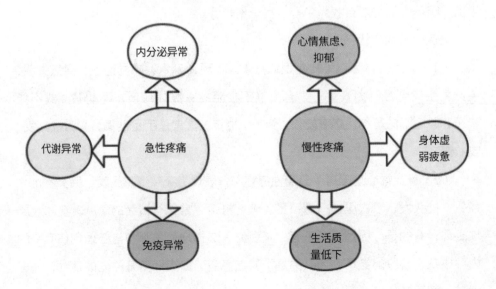

出现肿瘤疼痛，一部分患者为了避免给亲属带来负担，选择忍"痛"吞声，这样你就错了！因为疼痛给患者带来的危害很多，如降低患者的体力状态评分，影响患者的生活质量，导致患者对治疗的耐受性降低，最终影响患者的治疗效果。所以一旦出现了疼痛，要及时向自己的主管医生反映，由主管医生评估疼痛的部位及严重程度，并予以相应的止疼药物，治疗后大部分疼痛都能够得到很好的控制。

所以，肿瘤疼痛并不意味着病情恶化，疼痛与人的灵魂是相结合的，疼痛控制得好，生命时间要长很多，生活质量也会高很多。要正确面对肿瘤疼痛，积极配合治疗，微笑生活每一天。

（武迎喜）

二十一、我憋气的时间不长，是不是肺部有问题？

"医生，我跟着视频做憋气检测，但根本坚持不住，我是不是肺上面有问题啊？"坐诊时，遇到一个患者，原来是他在看手机小视频的时候发现了一个小测试，通过憋气时长来检测肺功能，据说不能完成就是肺部有问题，而坚持时间越长则说明肺部越健康，这位不能完成测试的患者十分担心自己的肺部是不是真有问题。

肺是人体重要的呼吸器官，负责体内的气体交换工作。憋气时间反映的是一个人的肺活量，通常情况下，正常人深吸气后憋气时间能达到30～40秒。其实，在临床上，憋气时间仅作为肺功能实验的一个补充，肺部健康的评估需要通过健康查体、血氧监测、影像评估等多种手段，仅仅一项憋气时长并不能充分地反映肺部情况，通过憋气时间的长短来判断人体肺功能的好坏是不明智的。

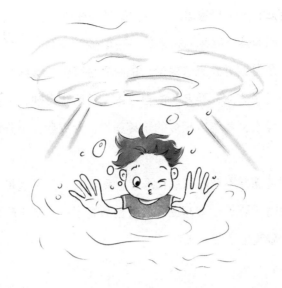

　　暑假期间，许多家长带孩子去学游泳，憋气和换气是必学的技能，许多小孩很快就能掌握。一个人憋气时间的长短与年龄、性别、基础疾病、个人意志等诸多因素有关，许多人通过练习也可以大大增加憋气时长。

　　你知道肺部的总空气容量是多少吗？正常成年人的肺容量大概是6L，就像是两个吹满气的大气球。学校体检时，学生们比赛吹气检测"肺活量"，大部分时候是男生获胜，这与肺与胸廓的生长发育有关系，而且肺活量在性别间的差异很大，正常成年男性的肺活量是3500mL，而女性的肺活量是2500mL。人的肺部在20～25岁成熟并达到肺功能的顶峰，其功能在10年内保持相对稳定，然后逐渐下降。许多因素会加速肺部的衰老，包括吸烟、空气污染及反复呼吸道感染。而心脏工作的节律、心血管等的病变与憋气时长也息息相关。

　　肺部的健康对全身氧气供给意义重大，长时间的憋气会导致机体供氧不足，出现一系列全身的反应，所以要结合自身的状况，避免过度焦虑，如果突然出现憋气胸闷，或憋气时间突然缩短并伴有呛咳或气喘等情况，要及时就医排除严重的心肺功能异常。

（赵　玮）

二十二、血栓，被忽略的隐形杀手

"张老师，您肺动脉分支上有血栓形成，现在开始卧床休息，减少不必要的活动，保持大便通畅，不能用力排便，接下来还要进行药物抗凝治疗。"张先生，40岁，CT复查发现肺动脉上血栓形成，只能暂缓化疗，进行抗凝治疗。

肿瘤科经常出现类似血栓这种情况，那什么是血栓，面对血栓我们该如何预防呢？

血栓是什么？血液在深静脉系统内非正常情况下由液态转变为固态，便形成了血栓。血栓阻塞了正常的血液回流，脱落后堵塞在肺动脉或其分支上会引起较为严重的并发症，轻则胸痛、咯血、呼吸困难，重则会有猝死的可能。用通俗易懂的话来讲，血栓是水管里的水垢，是高速公路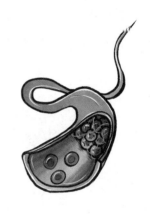上抛锚的车，水垢会堵塞水管影响水流，坏掉的车停在公路上则影响了公路的畅通。而且研究显示，恶性肿瘤患者发生血栓的概率比正常人群高6～7倍，其发生率达4%～10%。肺癌患者并发血栓风险比一般人群更高，其概率高达10%～25%。

大多数血栓都没有明显的表现，因此容易被忽略。但是如果身体的某个部位出现疼痛或压痛、肿胀、发红，或有明显的变色伴局部皮肤发热，则应到医院接受专业的检查。需要格外注意的是：栓子脱落堵塞到肺部时，会出现不明原因的气促、胸痛，并且伴随呼吸加重、心搏加快、头晕等情况，所以应及时接受身体发出的预警信号，不可麻痹大意。

血栓形成需要天时地利的条件，即静脉血液瘀滞、静脉壁损伤、血液高凝状态。

哪些患者容易形成血栓呢？一般是以下高风险人群，包括：手术患者、创伤患者、肿瘤患者、肥胖者、吸烟者、高龄患者、长时间保持一个姿势不动的患者。

面对血栓我们能做什么？一般来讲，早期预防重于治疗。从预防层面来说，多走路，多喝水，吃饭要少油、少盐、少糖。步行是人类最好的运动，走路能保持有氧代谢，增强心肺功能，促进全身血液循环。水既是人体血液稀释剂，又是人体营养补充剂，每天补充足够的水分可以预防血液黏稠。少油、少盐、少糖更是能预防心血管方面的疾病。如果确定有血栓形成，也不必过度焦虑，遵医嘱使用抗凝药物，卧床休息，减少活动，保持大便通畅，保持愉悦的心情和平和的心态，跟着主管医生的节奏，那么战胜血栓便不在话下。

（高亚娜）

2

CHAPTER

第二章 检查与诊断

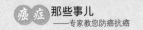

一、入院后为什么要做这么多检查?

前段时间来了一位患者，他出现了咳嗽、咳痰的症状，于当地医院按"上呼吸道感染"治疗了1周左右，但咳嗽、咳痰的症状没有一点减轻，于是做了一个胸部CT，发现有肺部占位病变，患者及家属当时就蒙了，赶紧带着片子来到了我们医院。根据CT影像显示特征及结果，患者肺部占位高度可疑为肺恶性肿瘤，于是我和患者家属详细沟通，告知家属可能还需要一段时间进行全面检查，并且需要进一步组织活检以明确病理，根据病理结果才能制订下一步治疗方案。

患者办理入院手续以后，我们按照流程安排了检查，并由专业人员去各个部门预约，安排得井井有条，但我们都知道肿瘤在我们选择穿刺前必须要有增强CT，而脑部的检查则需要增强MRI，这些检查都需要给身体注射造影剂，所以很多检查不能同一天做，而是要错开时间。好不容易这些检查做完以后，好几天过去了，我们发现患者出现了脑部和腰椎的多发病灶，这时为了明确病理，我们必须要进行胸部肿块的穿刺活检，于是安排手术进行穿刺，而穿刺以后还得需要几天时间等病理结果以及基因检测。这时，患者家属就非常着急了，说："我们已经入院1个月了，没有用药治疗，光是做各种检查，为什么?"

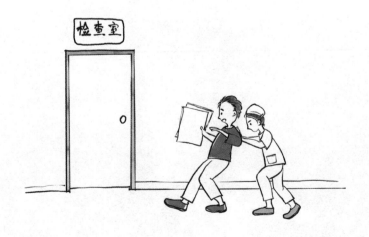

患者家属着急的心情是可以理解的，但是治疗前这些检查所费的时间也是必须花的，就像我们在森林当中迷路以后，找不到出去的方向，这时我们该怎么办？是盲目地每个方向去试一下，不行回头再试？还是需要先找准方向再出发？其实不用问，我们都会选择先找准方向再出发，因为这才是最快的方式。

患病以后，怎么样才能找到方向，我们现在做的这些检查以及等待的时间就是在寻找下一步治疗的方向。同样是肺内的一个肿块，不同的病理类型，治疗的方向就完全不同，而且即便两个患者有相同的病理，但是，分期的不同，基因表达的不同，免疫微环境的不同，导致每一个人的治疗方案都是不同的。因此，我们必须针对每一位患者本身的病理、基因等一系列情况的不同，来制订适合每一位患者的治疗方案，这样才能真正让治疗不走弯路。

所以，在没有明确诊断之前的检查时间内，一定不要着急治疗，这时的不治疗才是我们最佳的治疗。

（董雪茹）

二、在当地医院做了头部 CT，为什么还要做 MRI？

今天，胡叔叔因为咳嗽伴头晕，在当地医院检查了胸部和头部 CT，影像结果显示肺部有一个肿块，为进一步明确诊断，于是来到我院，看到主治医生安排的检查以后，他就非常疑惑：在当地医院已经做了头部 CT，为什么还要做 MRI？其实，这个也是让很多患者及家属困惑的一个问题。

其实 CT 和 MRI（磁共振成像）的原理不同，所以影像学表现也就有一定的差异性。两者之间各有所长，互相补充，两种不同的影像学检查方法的适应证是不同的。

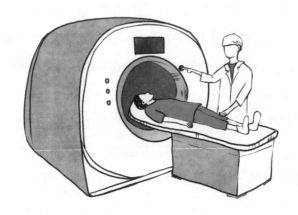

　　CT 可以清晰地显示颅腔内的断面图像，尤其是对硬组织如骨骼等的检查效果较好。头部检查时，我们的目的不同，就需要不同的方式，比如，考虑是颅内的急性病变、颅骨的病变、颅内出血性疾病或急性脑卒中时，头颅 CT 检查速度比较快，这时候就适合采用头颅 CT 检查。但是 CT 检查也有一定的缺点，比如，对于考虑是脑梗死的患者，头颅 CT 对发病 12 小时之内的急性脑梗死是不显示的，这时为了尽快明确诊断，就必须再次进行 MRI 检查。另外，头颅 CT 对脑干、小脑的小梗死以及脑部小肿瘤是观察不清的。

　　而 MRI 则主要对人体的软组织，如血管、筋膜等检查的清晰度比较好，准确度也明显高。MRI 能够在疾病早期确诊有无脑梗死，不必等到 24 小时以后，头颅磁共振还可以显示脑内的精细结构的病变，可以看到脑白质脱髓鞘、多发性硬化在中枢神经系统的病变，对这类神经变性疾病的诊断具有重要意义。而且，磁共振在肿瘤的诊断上，除了一些常规的序列，还可以做 DWI、波孔成像等，这些在肿瘤的鉴别诊断方面，起着非常重要的作用。

　　其实，在临床上，我们经常会遇到患者做完脑部 CT 并没有发现明显肿瘤转移，但在检查脑部 MRI 时，就会发现非常多的转移灶，而脑部有没有转移直接决定了下一步治疗方案的选择。因此，在做完脑部 CT 后再做一个 MRI 是有必要的。

（董雪茹）

三、对于初诊和复查的胸外科患者，该如何选择增强和平扫 CT？

"医生，一定要给我做增强的胸部 CT，这个看得清楚。"李女士，47 岁，1 周前体检发现右肺上叶纯磨玻璃结节，大小约为 6mm，于是带着自己所有的检查来找我咨询，看到这个结节确实具备一些高危的因素，我建议她严格定期复查，复查的时候她总会提出这个要求，甚至还会问我用不用查个 PET-CT，这个时候我总要耐心地跟她解释："你这个是纯磨玻璃结节，基本没有实性成分，淋巴结及其他部位转移的风险较小，可以先进行平扫 CT 的复查。"

"大夫，咱能不能做个平扫的胸部 CT，这个预约得比较快，我还赶着回家，俺家比较远，家里还有好多事情。"刘先生，56 岁，自营企业老板，每次看到都是很忙的样子，左肺下叶腺癌术后（左肺下叶切除加系统淋巴结清扫术）6 个月了，复查的时候总是想查个平扫 CT，快点做上，早点回家。每到这个时候，我又要给他建议："单纯的胸部平扫 CT 对于淋巴结的观察是不够清楚的，只有胸部增强 CT 扫描，才可以更好地了解胸腔的情况，尤其是对淋巴结的观察。"

常规的增强 CT 扫描是指经静脉给予含碘造影剂后再行 CT 扫描，这样可以使病变组织与邻近正常组织间的密度差增加，从而提高病变显示率。通过增强扫描，浓度高的血管与强化不明显的淋巴结之间密度差异增大，很容易区别。所以，在复查的时候，尤其是需要关注淋巴结状态的时候，行增强 CT 扫描是必需的。

然而，对于常规的磨玻璃结节的检查则会有明显的不同，因为这一类结节一般没有淋巴结转移，没有实性成分，没有明显的血管注入，仅仅是延肺泡壁贴附生长，即使行增强扫描，胸窗也不会显影，因此只需要一般的平扫CT进行薄层拆解重建后，肺窗就会有一个很好的显示。

而PET-CT（正电子发射计算机断层显像）对于小于8mm的非实性结节，缺乏有效的诊断意义。

这样解释一下，大家应该明白了，纯磨玻璃结节行平扫CT检查足够了，需要了解淋巴结状态的术后复查要进行增强CT的扫描。

（巴玉峰）

四、"可怕的"胃镜

老张年轻的时候身体很棒，他还在部队当过兵。部队的纪律严明，无论干什么都有明确的要求，甚至吃饭也要求几分钟之内必须吃完，所以老张就形成了进食飞快的习惯。刚转业回家的时候，在家里吃面条，儿子刚回来，张妈妈盛出来第一碗面就给了儿子，等一家六口人把面条都盛好之后，老张（当时还是小张）已经端端正正坐在饭桌旁，旁边放着干干净净的空碗。张爸爸一看就急了，直接数落老伴："咋不给儿子盛饭？！"等弄明白儿子已经吃完了一碗面的时候，全家人都感叹：这也吃得太快太干净了！

老张这个习惯一直持续了十几年，同时老张的事业蒸蒸日上，经常还要应酬喝酒，偶尔吃得太快太多胃里不舒服的时候，就自己吃点"吗丁啉""奥美拉唑"什么的，感觉也没啥太大的异常。可是，最近几个月以来，老张感觉不太对劲了，一个是一直有反酸、胃灼热的感觉，再一个就是感觉肚子很胀满，吃了些药也没见好，体重也在缓慢下降。在外面碰到邻居或朋友的时候，总有不知情的人夸老张减肥效果显著。有一天，老张称了一下体重，结果发现一下子瘦了七八斤。老张的老伴儿感觉不对，就劝老张赶紧到医院检查身体，一开始老张还满不在乎，认为自己身体一直很好，没有必要去医院浪费时间浪费钱。又过了一个月，老张感觉到自己越来越没力气了，饭也吃不下了。

这天，在老伴儿的再次劝说下，老两口一起去了医院。消化科的医生问完病史之后，感觉必须提高警惕，建议老张赶紧做个胃镜看看。一听说做胃镜，老张立马从椅子上跳了起来，说："我坚决不做胃镜！"原来，老张曾经陪着自己喝酒吐血的朋友做过胃镜，当时那种胃镜，做起来真的是相当痛苦。老张说朋友的原话就是："又硬、又粗、又长、又黑的一根管了，直接捅到喉咙里，想喊也喊不出来，眼泪都出来了，后来都不知道怎样才捅进去的。"他的朋友当时做完胃镜后更难受，又吐了两天血，输了好多液才慢慢缓过来。所以，老张一听到要做胃镜，马上就紧张起来了，逃也似的跑出了医院。

就这样，时间又过去了一个月，老张连床都不想起了，每天就是躺在那里，一点精神都没有。这下可把全家人吓坏了，老张的老伴儿把亲戚朋友都叫来了，在大家的苦劝之下，老张也下定决心——不就是做个胃镜嘛，我不怕！当老张颤颤巍巍来到胃镜室的时候，等待他的并不是以前见到的那种设备，而是细细的、软软的管子，老张顿时就放松了一些。医生告诉他，这次做的是"无痛胃镜"，一会儿会给老张输点液体，然后他就能好好地睡一觉，醒过来的时候胃镜就做完了。老张正想着会不会很痛、很难受的时候，护士已经把针给扎上了，很快，老张进入了梦乡……老张醒了，眼前是医生和自己的老伴儿。"怎么了？"老张问。"胃镜已经做完了"，医生对老张说，"结果要过几天才能出来。"老张不相信已经做完了，他感觉也就刚扎上针，直到他抬头看见墙上的钟表，才发现时间已经过去了40多分钟。"早知道这么舒服，一点都不难受，我早就做了。"老张有点懊恼地说。

老张看到旁边自己老伴儿的眼眶红红的，感觉可能不好，也就没有再多说什么，一家人默默回去了。几天之后，老张的检查结果出来了：确诊为胃癌晚期，已经有肝脏转移了。

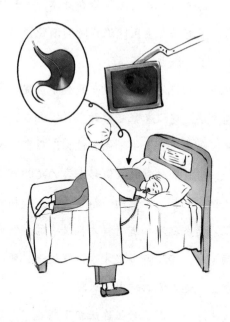

我们的社会在飞速发展，尤其是医学的发展速度超过了很多人的想象。几十年前甚至几年前对医学某个方面的认识，可能很快就完全不一样了。内镜检查是经由人体自然腔道，了解人体内部情况的最重要的方法。比较早的时候，只有硬质内镜，只能看到部分食管、直肠等部位。随着光电技术的发展进步，光导纤维的应用使得内镜可以进行弯曲，而且内镜本身的直径、柔软度不断改进，使得检查的舒适度有了非常大的提升。随着麻醉学科的进步，检查的时候可以实现无痛化。患者仅仅是感觉睡了个觉，检查就完成了。

因为医学发展得太快，所以生病的时候，一定要去专业的医生那里看病。这里的专业医生指的是研究、专攻某种疾病的医生，他们掌握了这类疾病的发展过程、诊断方法和治疗的前沿技术。更关键的是，一定要听医生把话说完，自己有不明白或者和自己过去的经验不一样的时候，一定要多和医生沟通。做胃镜不可怕，可怕的是因为害怕做胃镜而耽误了病情！

（王鹏远）

五、做检查时，有哪些注意事项？

小丽带爸爸去做胸部 CT 检查，在门口等了 1 个小时还不见爸爸出来，"是不是有什么问题？"她紧张起来。听到护士在找家属，她赶紧过去询问情况，护士说她爸爸检查时配合不好，需要尝试用表面麻醉剂来完成检查。最后，他们在医院待了近一整天的时间，才总算是做完了检查。小丽不明白，自己做 CT 检查时很快就能做完了，而且没有用过药，为什么自己的爸爸用了这么长时间，还用了药。原来小丽的爸爸有习惯性的清嗓子、咳嗽动作，这些会引起胸部活动，在做胸部 CT 检查时会造成伪影，影响图像成片质量和医生判读阅片，使用药物是为了提高患者配合度，更好地完成检查。

现代医药行业在经历快速的发展，不断有最新的药物问世，让许多看似不可战胜的疾病变成过去式，而经常被大众所忽略的是疾病诊断技术的飞速发展。通过多种检查手段，很多疾病能被早期发现、诊断，可以使患者得到最大获益。2022 年，全国癌症报告指出，我国恶性肿瘤生存率与 10 年前相比，总体提高了 10 个百分点，但与发达国家还有很大差距，而这种差距主要与临床就诊病例少、早诊率低相关。我国民众现在普遍有了健康体检意识，许多单位也会每年组织体检。定期的体检有利于评估健康情况，及时发现问题，预防重大疾病。

许多人每年都要做检查，而如何能安全、高效、高质量地完成检查呢？我们需要注意以下几点：

1. "能不能做？"

排除禁忌。例如，医学影像检查某些项目有严格禁忌，如孕妇不建议行 CT 检查，体内存在金属植入物的人不能行 MRI 检查，碘造影剂过敏者需换用特殊造影剂。因此，被检者要提前详细阅读检查注意事项，主动告知医生过敏史及相关病史，签署知情同意书。

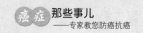

2. "穿什么？脱什么？"

褪去衣物。进行医学影像学检查时，需要穿着舒适、宽松、方便穿脱、避免存在金属等装饰物的衣物，去除可能产生影响的装饰物、首饰等。例如，乳腺彩超、心电图检查等需要充分暴露检查部位，因此，合适的衣物可以节约准备时间，并且能更好地暴露检查视野，以防漏检。MRI（磁共振成像）的工作原理是利用较强的外部磁场与人体中的氢原子核，在特定射频脉冲作用时产生的图像来判断病变，金属物品如皮带扣、项链、义齿、心脏起搏器、电子耳蜗等，造成伪影是一方面，更重要的是其致热反应和强吸附力可能对被检者造成严重伤害，因此需要提前告知医生，必要时换用其他检查手段。

3. "可以吃饭喝水吗？"

空腹前往。一些医学影像学检查需要禁食，如电子胃镜、上消化道钡餐检查、腹部 B 超检查等。此外，怀疑有肠梗阻、肠穿孔、急性胰腺炎的患者，以及做 CT 血管成像或怀疑结石存在者，做检查前也要做到不吃不喝。一些检查除禁食外还需要口服导泻剂或灌肠，如结肠镜检查、盆腔 MRI 等，这样是为了将肠内的粪渣排空，进行肠道准备，避免影响检查视野，造成误诊、漏诊。

多喝水。有一些医学影像检查需要饮水，进行局部脏器充盈后才能完成。例如，腹部的 CT 检查，喝水的多少以及时间都很有讲究。如上腹部 CT 检查时，需要服用稀释的造影剂，且喝完后片刻即可进行检查；而对肾脏进行 CT 检查时，分次喝水的量较大，且要等 20 分钟后方可进行检查。做前列腺、膀胱及妇科超声检查时也需要多喝水，主要目的是，膀胱充盈后，有利于看清相应的器官状况。

4. "听医生的"

配合医生。影像学检查时，常常需要被检者进行呼吸、体位等的配合，例如，拍摄胸部 CT 时，需要被检者双手举过头顶，跟随所下达的吸气、屏气的指令。吸气的目的是让肺被气体充盈以形成良好的对比，屏气是为了避免呼吸移动而产生移动模糊伪影，以防遗漏病灶。因此，在做检查时，要听从医生的指令做相应动作。婴幼儿或不能配合的患者有时需要给予镇静剂以完成检查，老年患者或配合度差的患者需要家属陪护在旁，并根据医生的指令进行动作。

（赵　玮）

六、如何判断我们的肺是否健康？

肺是人体最"娇嫩"的器官之一，它的功能注定其本身最容易受到内外因素的损害。同时，肺部也是最先衰老的重要器官之一，一个人的肺功能从 20 多岁时起就开始从巅峰期滑落。时刻关注我们的肺部健康很有必要，那如何判断肺部是否健康呢？

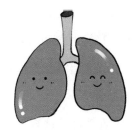
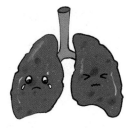

（一）到医院做肺功能检查

确定肺部功能是否正常，最准确的就是去医院检查肺功能，不仅无痛、无创，而且全面，总共有 20 多项指标供参考。虽然指标多，但是对普通人来说，最重要的有 3 个参数，即 FVC、FEV1 和 FEV1/FVC。

FVC 即用力呼出气量，俗称"用力肺活量"，是指用力吸气后尽最大力气、以最快速度呼气所能呼出的气体量。

FEV1 即第一秒用力呼出气量，俗称"一秒量"，代表一秒钟内尽最大努力能呼出的气体量。一般健康成人用力将肺部空气全吹出来需要 3 ～ 4 秒，一秒量约为 3 ～ 4L。有研究表明，当一秒量降至 1.5 ～ 2L 时，做激烈运动时会感觉呼吸不畅；当一秒量下降到 0.5 ～ 0.6L 时，在安静状态下也会出现明显的呼吸困难。

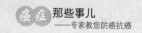

FEV1/FVC 俗称"一秒率",这个值非常重要,代表个人用力呼出总量中第一秒用力呼出气体的比例,正常值为 70% ~ 85%。"一秒率"值小于 70% 就可以确定有气道阻塞。

通过这 3 个参数,基本就能看出肺部包括通气功能、换气功能、呼吸调节功能及肺循环功能等的状况。

(二)如果不想去医院,运动自测也可以

1. 深呼吸＋憋气,感受肺部变化

试着先慢慢吸气 5 秒再呼气 5 秒,整个过程保持缓慢,然后感受肺部的变化。再试着憋气大概 30 秒的时间,并在这个过程当中感受肺部的变化。如果测试过程中肺部感觉隐隐作痛,则预示着肺部健康出现了一定的问题。如果憋气连 20 秒都坚持不了,说明心肺功能很差,需要锻炼了。

2. 有氧运动过后,看脉搏恢复速度

跑一会儿步,或者爬几层楼梯,让脉搏增快到每分钟 100 ~ 120 次,停止活动后,如脉搏能在 5 ~ 6 分钟内恢复正常,说明心肺功能正常。

3. 泡泡温泉(热水澡),看能坚持多久

温泉的水温一般偏高,所以人在温泉中的血液循环加快,心脏搏动加速,泡久了不免会有喘不过气的感觉。但是,我们恰恰可以用这个来测试心肺功能,如果有人泡温泉时不到 5 分钟就心搏很快,甚至觉得呼吸困难,就说明心肺功能不太好了。如果没有温泉,泡热水澡也是一样的。

4. 测试距离多远能吹灭一根火柴

点燃一根火柴,距离 15cm,然后用尽全力去将火柴吹灭,如果火柴吹不灭就说明心肺功能较差。如果把距离调近后,比如 5cm,还是吹不灭,显然心肺功能是相当差了。

(三)通过回想和观察,也能大概了解

1. 回想一下,最近是否呼吸顺畅

干净的肺部不会让人觉得呼吸不顺畅,肺部干净的人能够及时地从外界吸

入氧气，呼出二氧化碳，这个过程一气呵成，并且非常的连贯。如果一个人长期感觉呼吸不顺畅，动不动就喘不上气，别大意，这很有可能是因为肺部健康出现了问题，如果还伴随胸痛，那需要及时到医院检查。

2. 照照镜子，看看面色是否有变化

中医认为，肺部不好，那么人的皮肤也会变得越来越暗沉，有些人的嘴唇还会出现紫色或者暗黑色；如果皮肤红润有光泽，那么肺部就会比较健康。

3. 慢慢挤压肺部，感受是否不适

由轻到重，慢慢按压肺部所在的位置，感受一下不适的情况是不是很强烈。一般情况下，如果肺部比较健康，那在被适度按压的时候就不会很不舒服，但是不健康的人，即使是轻轻地按压，不适的感觉也会非常明显。

（四）有助于保持肺部健康的锻炼方法

1. 慢跑运动

对大部分人来说，慢跑是最佳的日常运动方式，也是锻炼心肺功能的方法之一。在日常生活中，慢跑 10 分钟会让人体体温稍微上升，坚持 30 分钟后，人体的体温便开始扩散，这样一来皮肤会慢慢出汗，从而锻炼自身心肺功能。

2. 游泳

众所周知，游泳是锻炼心肺功能最佳的运动方式，尤其对于年轻人来说特别合适。游泳可以让人体的四肢得到协调和配合，对心肺功能也颇有好处。另外，游泳可以增大肺活量，从而让呼吸变得更加自然。

3. 深呼吸练习

别小看深呼吸练习，它对锻炼心肺功能帮助很大。当多次练习深呼吸时，有利于增加人的肺活量，从而使自身的肺活量在扩张和伸缩的过程中非常顺畅，久而久之，会有助于提高人的心肺功能。

（王启鸣）

七、肿瘤标志物数值高了

一个朋友体检，结果显示肿瘤标志物中的一项数值偏高，恐慌之下找我咨询，由此产生了一段很有意思的对话。

我尽量将其原汁原味地复刻下来，希望能有一些借鉴意义。

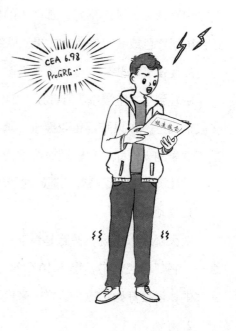

朋友：兄弟，我的天要塌了！

医生：怎么了？跟我说说，我来安慰你弱小的心灵。

朋友：今年单位体检，我的检查结果里面肿瘤标志物监测那一块儿，癌胚抗原（CEA）6.98，明显超出 5.0 的正常上限了。

医生：你去年检查的时候是多少？

朋友：没有注意，应该是没有超标。

医生：体检结论是不是让复查一下？

朋友：建议 3 个月以后去。你说这不是闹嘛，我都要得肿瘤了，还让我 3 个月以后去，耽误我治疗，他负责啊？！

医生：要我说，这不是体检医生在闹，是你在跟我闹呢。但凡你去网上查查资料，你都不会说出这种话。

朋友：嘿嘿，这不是有你嘛，再说了，网上的信息多乱啊，哪能信啊。

医生：以偏概全了不是，还是有不少权威可信的。国外的默沙东手册，国内的腾讯医典，都还不错。话说回来，在你看来，肿瘤标志物是个什么东西呢？

朋友：还能是什么，不就是监测指标嘛，就跟体温似的，超过37℃就是发热。

医生：哈哈，那可大大不同。事实上，肿瘤标志物有很多种，单就肺癌而言，就有癌胚抗原（CEA）、神经特异性烯醇化酶（NSE）、细胞角蛋白片段 19（CYFRA21-1）、胃泌素释放肽前体（ProGRG）、鳞状上皮细胞癌抗原（SCC）等。

朋友：我虽然听不懂，但感觉很厉害。

医生：不需要懂，你只要知道，这里面有的是蛋白质，有的是糖，有的是脂肪，不管是什么，都只是人体自然存在的化合物罢了。

朋友：人体自然存在？每个人都有吗？那怎么会叫它们肿瘤标志物。

医生：只是因为科学家发现它们在有些肿瘤里面表达比较高而已。

朋友：有些肿瘤？

医生：你抓到关键点了。首先，一种肿瘤标志物不是在所有肿瘤中都表达，比如 CEA 算是最广谱的了，也没在前列腺、睾丸、白血病等上面表达。第二，反过来说，也不是所有肿瘤都会有相应肿瘤标志物表达。

朋友：感觉这肿瘤标志物很不靠谱啊？

医生：它本来就不是一个精确的指标。很多因素都会造成肿瘤标志物数值升高，比如糖尿病、怀孕、炎症之类就会导致 CEA 数值提高。你最近是不是又开始吸烟了？吸烟也会造成癌胚抗原升高，很多常年吸烟者的 CEA 都在 10 左右，跟你的情况倒是很像。

朋友：没有没有，早戒了，戒了很多年了，我明白吸烟的危害。不过前几天我患了急性肠炎，可能跟这有关系。

医生：所以说，你这可能就是假阳性了。所谓假阳性，就是身体并没有得肿瘤，却显示肿瘤标志物升高。

朋友：那还有假阴性么？

医生：自然，假阴性就是明明得了肿瘤，各项指标却正常，造成漏诊。

朋友：那这东西有啥用？

医生：我们主要用它们进行预后判断，看的是变化趋势。比如一个肿瘤患者，原来标志物很高，后来检查发现下降了不少，我们就知道，治疗效果还可以。或者，本来经过治疗降低了，过段时间再检查，发现又上升了，说明癌症可能

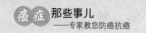
复发了，需要进一步治疗。

朋友：那我们普通人体检怎么也有这项？

医生：其实我个人不太建议在普通人体检中放这一项，很容易造成无谓的恐慌。正常人的肿瘤标志物浓度是呈偏态分布的，而且是超高值偏态，而肿瘤患者是正态分布，二者大量交叉，这就意味着结果的临床意义不大，对普通人更多的是警示作用。比如你这次检查结果 CEA 升高了，不用恐慌，过 2 个月你再去复查一次，如果指标没有变化，或者降低了，那就不用担心了。如果复查发现指标提高得非常快，那就需要进行全面筛查了。

朋友：呸呸呸，没有提高，只有降低。

医生：不管怎样，关键是心态要好，CEA 到 60 才是警示值，你这情况，我敢说 99% 不是肿瘤。不要把自己当患者，你就是个健康的人。

朋友：我本来就是健康的人。

医生：刚刚是谁的天塌了？

朋友：好吧，你的确抚慰了弱小的心灵。不过心态的确很重要，我有个同事，去年做 CT 的时候发现肺部有一个 8mm 的磨玻璃结节，体检结论让她随访，她没当回事。今年体检，那个结节竟然没有了。

医生：可能是炎症消化性吸收吧，她的心态确实很好，不过做法不足取。最好还是听从医嘱，定期做一次随访，更加放心。

（王启鸣）

第三章 麻醉与镇痛

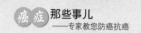

一、手术麻醉前为什么不能吃东西及喝水？

李大爷在当地医院被诊断为肠道肿瘤后，慕名来我们医院住院行手术治疗，在手术的前一天，病房的管床护士给家属强调了一些注意事项，其中就包括手术前至少8小时不能吃饭，也不能喝水。手术当天，李大爷上午8点前被接到了手术室，准备接受麻醉。我是负责给李大爷行麻醉的医生，例行询问李大爷今天吃东西了没有，结果他告诉我他早上起来吃了一个梨。

我问："护士没有叮嘱手术当天不让吃东西吗？"

李大爷说："护士说了不让吃饭喝水，我们的理解是吃一个梨没事，只要不吃饭喝水就行。"

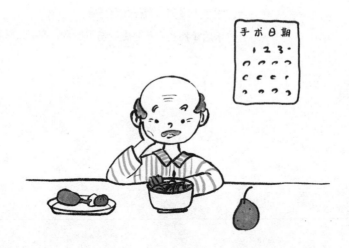

之前，我们麻醉医生也遇到过几次类似的情况，有患者和家属认为吃一个鸡蛋不算吃饭，或者喝一小碗粥算"喝汤"，也不算吃饭。

麻醉前不能进食是为了在术前排空胃肠道，防止麻醉后出现反流和误吸。全身麻醉药物会抑制患者的保护性呛咳反射，当全麻后面罩通气时，或者腹腔压力高及胃贲门松弛时，如果胃内容物较多，则容易反流进入咽部，继而进入患者的气管和肺内，引起缺氧窒息、吸入性肺炎、肺不张、支气管痉挛等严重的并发症。误吸大量的胃内容物，病死率可高达 70%。误吸引起的肺损伤的程度与误吸胃内容物的物理化学性质和容量相关，误吸 pH 值小于 2.5 的强酸性胃内容物容量多于 50mL 时，症状较重。

对于成年患者，进行择期手术前，一般禁食 8 个小时，清饮料禁饮 4 个小时，清饮料主要包括清水、糖水、碳酸饮料、清茶等。为了预防胃内容物反流误吸导致窒息，在手术麻醉前的一段时间内不能吃东西和喝水。

（吕帅国）

二、为什么感冒了就不能做全身麻醉？

张阿姨今天要做手术，刚被接到了手术室。在实施麻醉前，我看她比较紧张，就想多安慰她几句，让她情绪放松一下。但听她说话鼻音有点重，原来她昨晚有点受凉，像是感冒了，鼻腔有少量分泌物。由于张阿姨的手术需要在全身麻醉下实施，我建议她手术暂时推迟，等感冒痊愈了再考虑安排手术。张阿姨和家属不太理解，不就是一个小小的感冒，为什么要推迟手术呢？感冒了为什么不能实施全身麻醉？感冒对于全身麻醉而言的危险性到底在哪里呢？

感冒期间实施局部麻醉的话影响不大，但感冒期间一般是不能全身麻醉的。全身麻醉时，麻醉医生需要插入气管导管对患者的呼吸进行管理。感冒时，呼吸道的分泌物会比较多，呼吸道炎症会导致气道反应性增加，在插入气管导管时，患者发生喉痉挛或者支气管痉挛的可能性比较大，这会导致患者缺氧窒息甚至危及生命。

另外，感冒的时候，人体的免疫力也会降低，气管插管时，气管导管从患者的口腔通过上呼吸道的炎症区域进入气管内，可能会导致下呼吸道感染，导

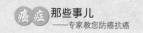

致术后发生支气管炎或者肺炎，不利于术后的恢复。因此，如果不是急诊手术，麻醉医生建议感冒痊愈 1～2 周后再进行手术最为合适。

（吕帅国）

三、为什么手术前一定要戒烟？

赵大爷吸烟 30 多年了，手术前，麻醉医生要进行术前访视，我问了他这么几个问题：一天抽多少支烟？最近有戒烟吗？戒了有多长时间？我告诉赵大爷，理论上患者手术前戒烟至少应达到 2～4 周。赵大爷和家属很疑惑，抽烟几十年都没事，为啥手术前医生一定要逼着戒烟，吸烟和麻醉有什么关系？术前戒烟有那么重要吗？

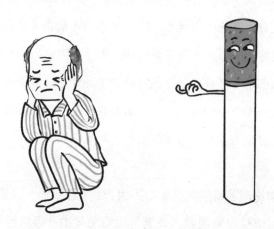

肺部并发症是手术患者最常见的并发症，吸烟是围术期呼吸系统并发症的独立危险因素。吸烟可以刺激呼吸道，引起细支气管收缩，减弱气管内纤毛对黏液的清除能力，咳嗽反射的敏感性下降，致使痰液增多，无法排出。手术后如果排痰不充分，容易出现肺不张，增加术后肺部的感染风险。

手术前戒烟，可以提高患者自身的免疫功能，降低术后肺部并发症的发生率。吸烟的患者术前戒烟时间越长，效果越好。长期吸烟者，医生会告诫立即停止吸烟，并指导患者进行肺功能锻炼，如有效咳嗽、缩唇呼吸等。在手术后，也会采取多种措施，预防术后肺部并发症，完善镇痛，鼓励患者早日下床活动，并进行呼吸功能的锻炼。

（吕帅国）

四、为什么我吃的降压药必须在手术前停用好几天？

钱大爷准备手术，术前一天我到病房访视他，详细询问了病史后了解到，钱大爷有十几年的高血压病史。

我问钱大爷："最近血压控制得怎么样？"

钱大爷说："还可以，基本正常。"

"吃的是什么降压药？"

随后家属在抽屉里把药拿出来给我看，是复方降压片。我告诉钱大爷，他吃的这种降压药，因为含有利血平成分，所以需要在手术前停用1周，停用期间可以更换成其他的降压药物。

家属很困惑："要停这么久啊，那手术要推迟了……"

含有利血平成分的降压药主要有复方利血平片、复方降压片、北京降压0号等。利血平主要是通过影响交感神经末梢中去甲肾上腺素摄取，并促进其降解，消耗去甲肾上腺素的储存，阻滞交感神经冲动的传递，使得血管舒张，血压降低，发挥降压的效果。

由于利血平消耗了神经递质去甲肾上腺素，导致机体难以代偿，而且这种情况下，服用该药的患者对麻醉药的心血管抑制作用非常敏感，患者对升压药会很不敏感，就容易发生难以纠正的低血压，如果再遇到术中大量失血就十分

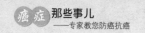
危险。所以，一般建议服用利血平的患者，手术前停药至少 1 周。

（吕帅国）

五、肿瘤止痛药物知多少

晚期肿瘤患者中，近 80% 的恶性肿瘤患者曾经或者一直被癌痛所困扰。疼痛是癌症患者最常见和难以忍受的症状之一，合理应用止疼药物，可以有效地控制疼痛，改善患者的生活质量。那么，你对止疼药物了解多少呢？

癌症疼痛的药物治疗，是依据 WHO（世界卫生组织）所推荐的三阶梯镇痛疗法，即根据疼痛的不同程度，将疼痛分为轻度疼痛、中度疼痛、重度和持续性疼痛，分别选择相应阶梯的药物：

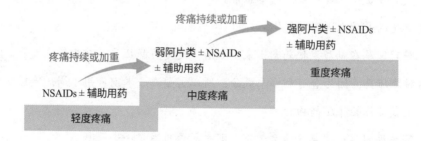

第一阶梯：针对轻度疼痛，主要是以阿司匹林为代表的非甾体消炎药，主要包括阿司匹林、布洛芬、吲哚美辛、艾瑞昔布、对乙酰氨基酚等。

第二阶梯：针对中度疼痛，主要是以可待因为代表的弱阿片类药物，主要有曲马朵、双氢可待因等。

第三阶梯：针对重度和持续性疼痛，主要是以吗啡为代表的强阿片类药物，主要有吗啡、美沙酮、芬太尼、羟考酮、丁丙诺啡等。

这些药物在发挥止痛作用的同时，也会产生一些不良反应，其中阿片类药物比较常见的有便秘、恶心、呕吐，而长期大剂量服用非甾体类药物容易发生消化道溃疡、血小板功能障碍等。

在肿瘤疼痛的药物治疗中，合理应用三阶梯止痛药物，及时预防及处理药物引起的不良反应，使患者获得最佳的治疗体验及效果，这是我们医务工作者的共同目标。

（武迎喜）

六、吃了止痛药，为什么我还痛？

"护士，我晚上8点就已经吃了医生给我开的止痛药，这都过了2个小时了，还是疼得受不了，快给我打一针吧！"

"我的止疼药怎么不止疼？"

"我究竟是疼了才吃止疼药还是按时吃？"

"当止疼药吃了不起效时，我该不该加大剂量？"

"出现了疼痛，能忍就忍。"

"在我生命中最后的时间里，希望不要让我疼痛。"

……

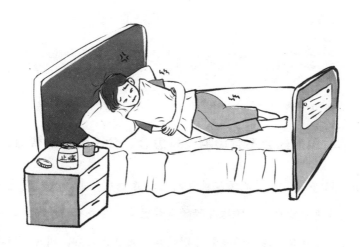

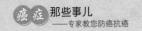
上面这些是很多癌症患者及其家属都关注的问题。带着这些疑惑，让我们一起揭开疼痛管理的面纱，从容面对疼痛。

（1）面对疼痛，首选无创给药途径，如口服、舌下含化、直肠给药及皮肤给药等途径，当经口服或皮肤用药后疼痛无明显改善时，可经肌肉或静脉注射给药。

（2）按时按量给药，不仅可以提高镇痛效果，还可以减少不良反应。例如，各种盐酸或硫酸控释片，口服后的镇痛作用在用药后 1 小时出现，2 ~ 3 小时达高峰，持续作用 12 小时；而吗啡注射液在 5 分钟内起效，持续 1 ~ 2 小时。

（3）疼痛治疗初期有一个药物剂量调整过程。当突发性疼痛反复发作时，可在医生的指导下，根据个体耐受情况调整追加药物剂量，增加药物幅度一般为原用剂量的 25% ~ 50%，最多不超过 100%。

（4）当面对医生时，应向医生描述清楚以下问题：①疼痛病史：什么时候出现的疼痛，持续了多久？②疼痛的性质：通常会用到如刺痛、牵拉痛、烧灼痛、刀割痛、麻痛、胀痛、隐痛、闷痛等词汇。③疼痛的强度：可使用数字评分法来评价疼痛，如 0 分代表无痛，10 分代表剧烈疼痛，0 ~ 10 按数字大小分别表示疼痛的强弱程度。④影响疼痛的因素：诱发、加重或缓解的因素是什么？比如进食、呼吸、体位改变等。⑤疼痛的部位：指出具体的疼痛部位。

患者与医生的良好配合，对管理疼痛有良好的促进作用。

（高亚娜）

七、术后镇痛药会不会影响伤口愈合，会不会影响智力？

李女士，40 多岁，在当地医院被诊断为乳腺癌后，来到我们医院做乳腺癌根治手术。我是负责给李女士实施麻醉的麻醉医生，在手术结束前，我给李女士使用了患者自控镇痛泵，这种镇痛泵可以连续使用 2 天左右。同时叮嘱李女士家属，当她感觉有明显的疼痛时，家属可以帮助按压镇痛泵上的按钮来增加镇痛药物，减轻术后疼痛。结果，术后一天我去病房随访时，李女士告诉我，她疼得直冒汗。

我问李女士及其家属："按压镇痛泵的按钮了吗？"

家属告诉我说："一次都没有按，听说术后用的镇痛药不仅会影响伤口愈合，还有可能会影响智力和记忆力，所以就选择一直强忍着痛。"

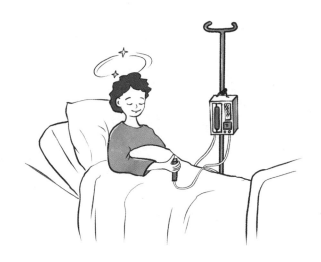

手术后的疼痛一般在术后 24 小时内较剧烈，之后逐渐减轻。术后疼痛可以导致很多不良影响。患者由于害怕疼痛而不愿咳嗽、咳痰或者下床活动，容易引起肺部感染、肺不张，以及下肢静脉血栓形成。剧烈的疼痛会使血压升高，心率加快。对于心功能不全的患者，疼痛会引起心肌钙氧量增加，增加心脏负荷。疼痛还能导致胃肠道蠕动减弱，术后排气时间延迟，也会引起泌尿系统的运动减弱，导致尿潴留。同时，术后疼痛导致的睡眠障碍，影响术后恢复。

术后镇痛泵里常用的药物有阿片类药物、非甾体抗炎药、止吐药等。麻醉医生会根据患者的情况，综合考虑手术类型和手术时间等因素，选择合适的药物和剂量，并设置好患者的自控镇痛泵参数，实现个体化镇痛。

由于每个人的疼痛阈值不同，简单说就是承受疼痛的程度不同，即使是同

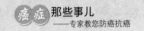

等程度的疼痛，每个人的感受也是不同的。所以，我们无法保证每一位患者都能达到完全无痛的效果，但是术后合理使用镇痛药物可以在很大程度上缓解疼痛，不会影响伤口愈合，也不会影响智力及记忆力，既有效又安全。良好的术后患者自控镇痛能改善睡眠，增强术后免疫功能，有助于患者咳嗽排痰，提前下床活动，还有利于加快患者术后康复，并且有效减少肺部感染、下肢静脉栓塞等术后并发症。

（吕帅国）

第四章　西医治疗

一、什么样的肺癌患者可以手术？

"大夫，隔壁床的患者跟我是同样的病，他都不用做手术，我们能不能也保守治疗，吃吃药、打打针？做手术肯定得花很多钱，我是农民，也没啥钱，能不能不做手术？"

于先生，53岁，在当地医院做胸部 CT 诊断为肺癌，来到我们医院后，做了相关的术前检查，胸部、上腹部 CT 平扫＋增强，以及头部磁共振平扫，提示右下肺单发病灶，实验室指标未见明显异常。由于肿瘤分期较早，请胸外科会诊后建议手术治疗。家属和患者不太理解，总觉得开刀是性命攸关的大事，不太接受，又拿着片子跑了几个大医院，都建议手术。后来，于我院行胸腔镜手术，术中冰冻及病理提示为肺鳞癌，清扫淋巴结未见转移。目前定期随访，未见明显转移。

一般来讲，肺癌患者要早期诊断、早期手术治疗，这样能使肺癌患者的生存期明显提高。分期较早或切下来后效果较好的患者，通常采用手术治疗。手术不仅可以完整切除病灶，还能避免做穿刺行病理诊断时的种植转移可能性，而且后期行免疫组化及相关基因检测比穿刺结果更优。

术前评估的分期很重要。

通常 I 期和 II 期患者手术是必选项，而且多数患者采用的是微创或胸腔镜的办法，这样创伤小，恢复也快。微创手术不仅让患者恢复更快，而且痛苦更少。肺癌的微创手术已经从小切口发展到四孔胸腔镜、三孔胸腔镜，对患者的损伤已经大大缩小了。

对于 III a 期非小细胞肺癌可以选择手术治疗。另外，以下患者也可以选择手术治疗：①病变局限于一侧胸腔或一个肺叶能完全切除的部分 III b 期非小细胞肺癌；② III a 期及部分 III b 期肺癌经术前新辅助化疗降期的患者；③伴有孤立性转移，即颅内肾上腺或肝脏的非小细胞肺癌，如果原发肿瘤和转移瘤均适合外科治疗，又无外科手术禁忌证，并能达到原发肿瘤和转移瘤完全切除者；

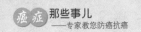
④诊断明确的非小细胞Ⅲb期肺癌，肿瘤侵犯心包、大血管、膈肌、气管隆嵴经各种检查排除了远处或微转移病变局限，患者无生理性手术禁忌证，能够达到肿瘤浸润组织器官完全切除者也可考虑手术治疗。随后再结合其他的辅助治疗也会有较好的治疗效果。

小细胞肺癌相对比较少见一些，只占肺癌的15%左右，其恶性程度高、进展快、发病机制复杂，临床上采用以化疗为主的综合治疗。因为很多患者发现的时候都已经是晚期了，或者是广泛期的，都已经远处转移了，就不适合手术。即使有局限期的病例，也只有一小部分患者或极少数的患者能够手术。如果小细胞肺癌患者确认没有淋巴结转移、病灶小、没有远处转移，可以考虑行根治性的肺叶切除。小细胞肺癌患者经过新辅助放化疗治疗后，再次评估，如果也没有淋巴结转移、远处转移，也可以行根治性的肺叶切除。当然，这种病例手术以后，还要再给他做化疗。

所以，总的来讲，就是肺癌早期、分期较靠前的患者主张手术治疗。

（王启鸣）

二、肺癌手术需要做什么准备，有哪些注意事项？

"大夫，我们也没遇见过这事儿，这对于我们这个小家来说就是晴天霹雳，我现在都不知道该怎么办了。既然要做手术，需要我们做点什么？怎么照顾呢？有什么注意事项啊？"这是手术前患者家属最常会提到的几个问题。

肺癌早期以及满足适应证的患者是可以进行手术治疗的。手术治疗的准备，主要有以下几个方面：

第一，主管医生方面。

（1）跟患者以及患者家属进行充分的沟通，沟通内容包括手术的意义及风险。

（2）及时地完善相应的检查，评估患者的病情，包括肺癌病情、TNM分期，以及 PS 评分。

（3）积极地对患者的心肺功能进行评估，看患者是否能够耐受手术治疗。

（4）对患者的出凝血功能进行评估，看患者手术出血后是否能够止得住。

（5）对患者的内环境进行评估，比如患者是否存在缺氧、酸碱失衡或电解质紊乱。

（6）对患者的心脏进行评估，看患者是否出现了心律失常，等等。

第二，家属方面。

（1）安抚好患者的情绪，做好后勤保障工作（经济、生活用品及术后营养支持）。

（2）术前听从主治医生的嘱咐，尽早协助患者完善相关的必要检查，术前饮食听从医护人员指导。术前几个小时开始禁食等都要记好。

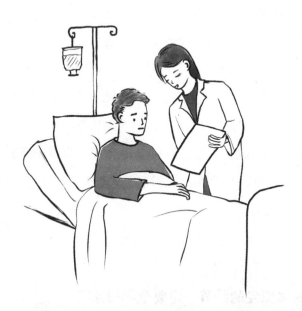

（3）手术后前 3 天是护理的重点，家属的工作重点就是好好观察患者身上的各种管道。如果家属不懂的话，可以雇一个有护理经验的护工帮助照看患

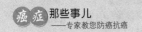

者。至于饮食上，当天手术后不能吃饭、喝水，第二天可以吃一些清淡饮食，我们不建议家属弄很多高营养、高蛋白、高糖的饮食给患者吃，因为患者的胃肠功能在全麻以后并没有康复，如果吃得太多，患者会觉得腹胀，甚至会上火，不利于康复。给患者吃一些清淡的、原先爱吃的东西就可以。

（4）协助好患者咳嗽、咳痰，必要的时候帮助患者拍、叩背。

（5）肺癌手术会对患者的生活造成一定的影响，肺在原有完整的基础上进行了切除，有的患者会在体力活动或日常生活劳累后出现呼吸困难。三分治七分养，逐步加强呼吸功能锻炼，肺功能会进一步改善，剩下的肺可予以代偿，不必过于担心。

（6）有的患者会在术后几个月内感到创口疼痛，尤其是开放性手术的患者更为明显，而微创手术的患者则程度较轻。疼痛还有可能是手术中破坏了肋间神经造成的。

（7）肺癌手术会对患者心理上造成很大影响，医生和家属要注意不要给患者太多的压力，多进行沟通交流。

术后根据病理结果和相关免疫组化，主治医生会给出进一步的治疗建议，如是否行进一步的放化疗及靶向、免疫等治疗。肺癌术后如果暂时不需要进一步治疗，也要做好定期随访。术后前 3 年，我院一般采取每 3 个月随访 1 次，术后 4～5 年可每半年随访 1 次。如果患者在随访期间有任何不适应，可及时来医院于原手术医生处就诊。定期随访时，医生会根据具体情况选择性进行胸部 CT、腹部 B 超或 CT、气管镜、骨扫描、脑 MRI 或 PET-CT 等检查。

（王启鸣）

三、双肺多原发的结节一定要全部切除吗?

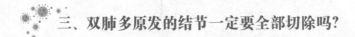

"大夫，你一定要救救我，一定要把我肺内的结节全部切完，切干净!"

　　42 岁的马女士找到了我，当时异常的焦虑。原来是马女士 1 周前体检发现了双肺多发结节，左肺 2 个，右肺 3 个，其中有纯磨玻璃结节，也有部分实性结节。自从发现了这些结节，她彻夜难眠，觉得生活都失去了希望，这几天辗转了好几家医院就诊。结果医生的说法不一，建议处理的方法各异，多方打听后找到了我，内心抱有很高的期望值。我首先仔细研究了一下她所有的影像学资料，对病情进行了充分的分析，我个人认为，她肺上的这些结节之间没有联系，符合我们平时定义的"多原发结节"。目前必须先安抚她焦虑的情绪，使她先可以冷静下来，才能更好地配合我的治疗方案。

　　其实，上述案例中马女士的这些结节之间没有必然联系，通常不存在转移的可能，而且都是可疑病变，并没有确诊，即使是恶性，也属早期病变，生长周期很长，短期内一般不会有突然的进展。有些结节经过长期观察，不仅没有进展，甚至有消失的可能，所以考虑到位置形态的不同，以及对肺功能的保护，并不一定要切除所有的病变。后来，经过我的耐心解释，马女士终于放下心来，进行了以手术为主的治疗，切除了 4 个高危结节，留下 1 个结节观察，3 年后依然稳定，生活质量很好，她对我给予的治疗方案非常满意。

　　肺部磨玻璃影（GGO），根据其内是否含有实性成分，分为纯磨玻璃影（pGGO）和部分实性磨玻璃影（mGGO）。当数量 ≥ 2 个时称为多发磨玻璃影。一般多发 GGO 不被认为是转移，而被认为是多原发结节，多根据最大主病灶来确定治疗方案。每个多原发结节的患者都是不一样的，依据评估病灶部位、性质、多少、大小和肺功能情况，选择亚肺叶、肺叶切除的方法，还可以结合放疗、介入治疗的方法进行综合处理，对于位置较深、肺功能损失较大的情况，进行综合评估，甚至可以保留低风险结节长期观察，视复查情况再行处理。

（巴玉峰）

四、没有手术机会是不是意味着没有生存希望?

半年前，影像科同事过来让我帮忙看片子，说自己的老乡前几天来医院检查，发现小肠占位，伴腹腔及肝内多发巨大占位，考虑肠癌伴多发转移。为寻求治疗，患者至某肿瘤专科医院外科就诊，有外科专家说患者已处于肿瘤晚期，没有治疗机会和价值，不建议再折腾，患者和家属抱着绝望的心情回家了，但同时也不死心，想问问通过中医治疗还有没有治愈的可能。

患者是一位中年男性，腹部隐痛近2年，腹部可触及多发肿物，但患者纳食尚可，精神体力可，完全不像肿瘤晚期的状况，再结合影像学表现和我们常见的肿瘤晚期表现不一样。于是，我给同事讲："患者肯定是恶性肿瘤伴多发转移，虽然没有手术机会，但是并非没有治疗机会，患者体质状态很好，最起码我们应该穿刺活检，明确病理性质和类型，说一定还有靶向治疗机会。中医药在改善患者症状方面也有很大优势，不能手术并不意味着不能治疗，更不意味着不能长期生存。"

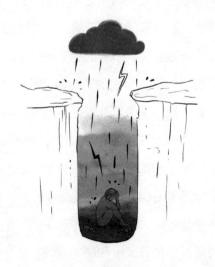

后来在同事的劝说下，患者到医院行穿刺活检，最终病理提示为胃肠间质瘤，于是给予靶向药物伊马替尼口服，并配合中药治疗，1个月后患者腹痛缓解，腹腔肿物明显缩小。

手术是治疗实体肿瘤的重要手段，也是很多早期肿瘤根治的唯一途径，但是在我国，恶性肿瘤的早期诊断率较低，60% ~ 70%的恶性肿瘤确诊时已处于中晚期，没有手术机会，但是，没有手术机会并不意味着没有治疗机会，很多中晚期肿瘤通过规范有效的治疗，可以达到疾病缓解、长期生存的目标。即使无法长期生存，通过积极有效的对症处理，也可以减轻患者痛苦，改善患者的生活质量，这也是有价值和有意义的。

（李国锋）

五、什么是放射治疗?

李女士，55岁，因为咳嗽、咯血，在当地医院检查发现右肺肿块，奔着做手术的目的来到了我们医院。但是，经过详细的检查分期，最终确诊为右肺鳞癌Ⅲb期，因为纵隔淋巴结转移得比较多，已经不能进行手术切除了，后续需要进行根治性放化疗。李女士很失望："放疗是什么？以前也没听说过，是去放射科做检查吗？"

在临床上，很多患者对放射治疗这种治疗手段不太了解，甚至存在一些误解！

放射治疗的全称是肿瘤放射治疗学，简称放疗，它借助于放射线的电离辐射作用杀灭肿瘤细胞，是恶性肿瘤的主要治疗手段之一，尤其是肺癌，同时也可以应用于某些良性疾病的治疗。放射治疗已经有100多年的发展历史了，技术手段很成熟，有70%的恶性肿瘤患者在疾病发展的不同阶段需要接受放射治疗。现在的放疗很精确，都是在CT引导下进行的，射线可以准确地照射肿瘤，就像打靶一样，偏差在几个毫米以内，相比较以往常规的照射技术，在正常器官的保护方面和肿瘤照射的打击力度方面有了质的飞跃，不仅能将肿瘤消灭，而且没有大的不良反应，大大提高了患者的生活质量。放疗不是做检查，而是治疗肿瘤的重要手段。

放射治疗学是一门非常博大精深的学科，它由临床肿瘤学、放射治疗学、放射物理学、放射生物学组成，还涉及计算机、影像、病理、解剖等重要学科，是一门专业性和技术性很强的临床学科，一名合格的放疗医生首先是一名肿瘤内科专家，要掌握肿瘤的流行病学、病因、病理、发生、发展、治疗和预后，对疾病做出明确的诊断和分期，最终应用放射物理、放射生物和放射治疗的相关知识对疾病进行放射治疗。放疗和手术、化疗、靶向治疗、免疫治疗构成了恶性肿瘤的主要治疗手段。

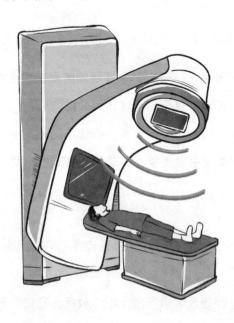

　　根据世界卫生组织的肿瘤治愈率报告，恶性肿瘤的治愈率达到45%，其中放疗的贡献就达到了18%，这是非常可观的。随着影像学技术的不断发展，不但使肿瘤的诊断进入了更高的层次，也大大推动了放射治疗学的发展，放射治疗已经从传统的二维时代发展到现在的三维、四维时代，靶区越来越精准，不良反应越来越小。尤其在最近二三十年间，放疗技术及装备以现代高科技为支撑，从早期"跑龙套"的初级放疗时代、做"配角"的常规放疗时代，异军突起发展到现在渐成"主角"，起到抗癌战场中的"主力军"作用。

（刘　杨）

六、放疗时间能减少吗？

李先生，60 岁，在当地医院被确诊为肺癌Ⅲ b 期，来到我们医院经多学科会诊（MDT）后建议行根治性同步放化疗，便转到了我们科。在跟患者沟通详细的治疗方案时，我跟李先生说："接下来咱们大概每天放疗 1 次，1 周 5 次，同步使用 1 周 1 次的化疗，一共大概需要 30 次，因此，您也需要在医院住 1 个半月。"

李先生一听要住一个半月，非常吃惊，立马问道："大夫，能不能一天给我多放几次，多花点钱没关系，只要能尽快结束治疗，或者让我回家待上十下天半个月再来接着放疗也行，这一下子要在医院住一个半月，实在是有点难熬啊，正常人都要给憋疯了。"

我说："不行，这都是我们按照指南和循证医学给出的标准治疗，怎么可以乱来，你就积极配合我们进行治疗，这些专业的东西交给我们就行了。"李先生为了能够治好自己的病，非常不情愿地接受了我们的建议，顺利地完成了接下来的治疗。

放射治疗（简称放疗）是指用放射线治疗肿瘤的一种局部治疗手段。在给予肿瘤组织照射的同时，不可避免地会"伤及"周围正常组织，为了平衡疗效与不良反应之间的关系，每天放疗 1 次，单次剂量 1.8 ~ 2.0Gy，每周照射 5 次，直至达到治疗剂量，基本符合肿瘤和正常组织对放射线反应的生物学规律，这样既能够给予肿瘤组织足够的致死剂量，也能够最大限度地保护周围正常组织。

近年来，随着放疗新技术的发展，精准放疗时代已经到来，放疗分次和分割模式也有了新的进展，如超分割放疗、加速放疗、连续加速超分割放疗。其主要目的是减轻治疗反应，缩短总治疗时间，而其对肿瘤的控制与常规相同甚至更好。突破常规分割照射模式，开展大分割高分次照射也是未来放疗发展的方向之一。

（贺春语）

七、放疗是因为疾病治不了了吗？

张先生，58 岁，在当地医院被确诊为胸中段食管鳞癌Ⅲ期，听别人说我们医院胸外科大夫做手术特别好，便慕名来到了我们医院。后经我们医院多学科会诊，暂不考虑手术，建议患者行根治性放化疗。

张先生一听自己的病不能手术，心情非常失落，转到我们科后，便问我说："大夫，我的病是不是属于晚期，彻底治不好了，外科大夫说了不能手术才转到咱们放疗科的。"

我耐心地告诉张先生："放疗和手术一样，都是治疗肿瘤的一种重要手段，虽然你的病属于局部晚期，但是和晚期还是很不一样的，临床上是有一定的治愈率的，并不是不能手术就一定治不好，能手术就一定能治好。"张先生听了我的话，悬着的心也放下了，并积极地配合我们进行治疗。张先生出院后定期来院复查，现在已经 2 年多了，病情非常稳定。

放疗是恶性肿瘤的三大主要治疗手段之一，45% 的恶性肿瘤可被治愈，其中放疗治愈约占 18%。所以，并不是说做放疗就是晚期，不能够被治愈。放疗按照治疗目的的不同，可以分为根治性放疗和姑息性放疗。根治性放疗是指在足够剂量的放射治疗后肿瘤可被治愈，患者可获得长期生存。对于Ⅰ、Ⅱ期患者，当患者因高龄或内科原因不能手术或拒绝手术时，也可以行根治性放射治疗。同样的，对于像张先生这样的局部晚期患者，根治性同步放化疗一直是此类患者的标准治疗方法。近年来，随着免疫治疗及分子靶向治疗的兴起，以根治性放射治疗为主的综合治疗也逐渐引起了人们的注意，并在逐步应用于临床。

（贺春语）

八、放疗会不会杀死正常细胞?

张先生，67 岁，因为得了食管癌，又合并比较严重的心脏病，所以不能接受手术治疗。经过全院多学科会诊，建议他进行根治性放化疗。张先生有些担心，"大夫，听说放射线可厉害了，用放射线治肿瘤，那正常组织怎么办？会不会杀死我的正常细胞呀？会不会对身体损伤很大呀？"

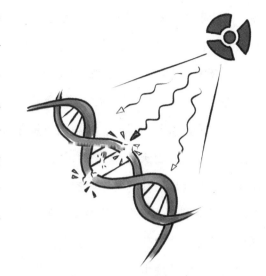

在临床上，很多准备接受放射治疗的患者对神秘的"放射线"总是有些不放心！在这里给大家普及一下医用 X 线的知识。

医用 X 线根据能量的大小，分为诊断用的低能 X 线和治疗用的高能 X 线。诊断用的 X 线为千伏级，穿过人体后可以形成比较清晰的图像，所以非常适合用于检查人体内的病变，比如我们常见的胸透、胸片、CT 检查等。治疗用的 X 线，主要包括直线加速器所产生的高能 X 线，它所产生的高能射线为兆伏级，是千伏级的 1000 倍，其能量高，穿透力强，非常适合用来治疗肿瘤，杀死癌细胞。大家都知道，细胞是构成人体的基本单位，也是构成肿瘤的基本单位，射线杀死癌细胞包括直接作用和间接作用 2 种方式，细胞核内有一种叫作"DNA 双链"的结构，它对放射线最敏感。放射线可以直接作用于 DNA 双链，造成其断裂，这样癌细胞就丧失了无限增生的能力而死亡。另外，放射线还可以作用于癌细胞内的水分子，产生活化自由基，自由基再作用于 DNA 双链，促使细胞死亡。

说到这儿，大家可能会产生这样的疑问，放射治疗的时候放射线从体外照射到体内，它所经过的那些正常细胞怎么办，会不会也都被杀死了？难道放射线长眼睛了，会专挑肿瘤细胞起作用？这也正是放射治疗学的神奇之处。我们通过放射生物学的研究发现，由于癌细胞的生长和分裂比周围正常细胞要快得多，高能量射线对癌细胞的剂量足以将其彻底摧毁杀灭，而正常组织在这个剂量的时候相对不敏感，并能及时修复得以幸免。另外，我们可以选择先进的放射治疗技术，使放射线对肿瘤和邻近正常组织形成有差别的杀伤效果，以及利用2种组织恢复能力的不同，使肿瘤死亡而正常器官功能得到恢复。

所以，大家不用担心，放射治疗是非常安全的。同时，这也是放射治疗的常规分割方式即每天治疗1次，每周治疗5天，周六、周日2天不治疗的理论基础，为的就是让我们身体里的正常组织得到充分的恢复。

上述案例中的张先生了解了放射治疗的原理后，打消了之前的顾虑，配合医生做了根治性放化疗，整个治疗过程中虽然也有一些轻微的不舒服，但是经过医生的对症处理也都得到了缓解，最终取得了很好的治疗效果。

（刘　杨）

九、隔壁床转科做手术，我为什么先化疗？

"15床，经过我们多学科讨论以后，今天转外科准备手术治疗。"刘医生说。

今年55岁、患直肠癌的张先生，看到隔壁床位的患者转科手术治疗后，心中疑惑重重："我得了肿瘤，手术切掉不就行了，15床能先手术，我为什么不能先手术治疗，我不想化疗。"

肿瘤分期是这个问题的答案之一。如果分期比较早，可以直接进行外科手术；如果就诊时已是晚期，失去手术机会，包括化疗在内的非手术治疗可能就是最佳选择。当然，一部分患者对化疗比较敏感，经过一段时间的治疗，肿瘤快速缩小或转移的淋巴结逐渐减少，经外科医生评估适合手术的患者也可以转至外科治疗。

对于这个问题，还有一个是要看瘤种。可以通过非手术方法治愈的肿瘤就不一定要手术，比如淋巴瘤就可以通过化疗、放疗治愈。

回到张先生这个问题，一部分直肠癌的患者需要在手术之前进行放疗和化疗，是患者病情发展的需要。这部分直肠癌属于局部晚期的直肠癌，如果不进行术前治疗，难以在手术中做到完全根治。所以，为了进一步提高直肠癌患者根治的机会，延长这些局部晚期患者的生存期，需要在治疗前进行MDT，决定治疗的策略，通过MDT以后，专家们一致认为张先生应该进行术前的新辅助化疗和新辅助放疗，使直肠癌病变和可能存在的周围淋巴结的转移病灶能够缩小，这有利于后续进行根治性的手术切除。

所以，具体问题，要具体分析。

（刘　志）

十、化疗为什么会掉头发？

"刘医生，我不想化疗，化疗会掉头发，别人会笑话。"

"刘医生，我用这个药物化疗会不会掉头发？"

"刘医生，你看我刚化疗回去一星期，头发快掉光了。"

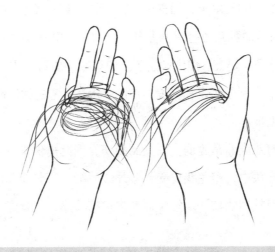

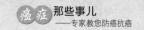

掉发是癌症临床治疗中的常见问题，也是很多患者惧怕化疗的原因，有些人甚至会说，宁愿化疗时出现白细胞、血小板下降，也不想让头发掉光。

掉头发是化疗后的常见表现，主要是化疗药物刺激皮肤内的毛囊细胞和毛球细胞所致。化疗药物会导致毛囊细胞不再增生，甚至脱落，这样就导致脱发。同样，化疗药物作用于毛球细胞，会导致毛球细胞不再生长，毛发生长速度会变慢，随着时间推移，头发会脱落。一般接受化疗后2周左右，就会陆陆续续脱发，尤其是化疗1～2个月时，掉头发是最为明显的。身体每一个部位的毛发都会脱落，如腋窝下和会阴部，不过，以头顶上的头发脱落最为明显。化疗药物的类型、所用剂量、接受的治疗方案和患者的体质决定了脱发的严重程度。但是这些脱发是可逆的，随着化疗药物的停用，组织逐渐修复，头发也会再次生长出来。

导致脱发的常见化疗药物有哪些？①抗生素类化疗药：阿霉素、表柔比星、博来霉素；②抗代谢类药：紫杉醇类；③植物碱类化疗药：依托泊苷、长春新碱。

化疗后脱发，我们该如何面对？

首先，化疗期间做好饮食调理，能减轻脱发症状，只要改善全身营养状况，能为毛发生长提供基础条件。头发生长离不开氨基酸以及复合维生素，补充矿物质以及Ω-3脂肪酸，能避免头发脱落，促进头发生长。因此，可以多吃新鲜的蔬菜和水果，如柑橘类水果、黑芝麻、黑豆、菠菜和卷心菜等，以便从其中获取维生素，也可以单独用维生素补充剂。动物食品中有人体所必需的氨基酸，可以从蛋类、豆制品、奶类、瘦肉类、鱼肉中获取优质蛋白质。核桃中含有钙、铁和Ω-3脂肪酸，有利于生发和乌发，杏仁中含有丰富的铁、锌以及维生素E，同样能促进毛发生长。

其次，脱发时头皮非常脆弱，易受到损伤，因此需保护好头皮。外出时尽量戴上透气帽子或头巾，避免头皮受到紫外线暴晒。不要用质地太坚硬的塑料或木质梳子，推荐软质的梳子。经常对头皮进行按摩，能促进局部血液循环，促进头发生长。

最后，若因为头发脱落影响形象而自卑，不妨佩戴适合自己的头巾或假发。

（刘　志）

十一、化疗会导致肿瘤进展更快、生存期更短吗？

王大爷因为咳嗽、咳痰、腰痛2个月来医院就诊，经过3周的检查，病情明确了：左肺腺癌伴骨转移晚期。由于没有驱动基因突变，需要接受化疗以及免疫治疗。王大爷的孩子们很孝顺，积极给父亲治疗，但却不能接受化疗，儿子说："以前见过有人化疗，打完回去人就不行了，不能打！"女儿在旁边附和："不能打，打完肿瘤进展得更快！"

大夫语重心长地跟家属沟通："王大爷现在为什么咳嗽、咳痰、腰痛？因为他肺里和骨头上都有肿瘤。化疗的目的就是杀灭这些肿瘤细胞，打完化疗药后，这些肿瘤细胞有50%以上的概率会缩小，肿瘤缩小了，大爷也就不咳、不痛了。另外，化疗剂量是根据每个人的身高、体重、抽血结果等计算出来的，适合多大量，咱们就用多大量，80%～90%的患者是能够承受的。当然，打完化疗药后会有不良反应，所以化疗后有一些注意事项，比如预防感冒、定期查血等，只要做到这些注意事项，绝大部分患者是安全的。"

看着卧倒在床的老父亲，孩子们最终还是决定接受化疗。1周期化疗顺利结束后，王大爷的病情好转了，咳嗽、咳痰也减轻了，腰也不痛了。化疗期间王大爷有轻微恶心、食欲变差、便秘的症状，但5天后就恢复了。回家之后，王大爷定期来医院查血，发现白细胞轻微降低，遵医嘱给予升白等对症治疗后，白细胞也顺利升高了。

化疗是恶性肿瘤的主要治疗手段之一，虽然目前靶向治疗、免疫治疗等发展迅速，给恶性肿瘤患者带来了更好的治疗效果，但化疗的作用仍然不能被替代，配合靶向治疗、免疫治疗等能取得更好的效果。

化疗的根本目的是杀灭肿瘤细胞，减轻患者症状，延长生存期，但由于化疗的选择性低，治疗过程中对正常细胞也会有一定的伤害，从而引起恶心、呕吐、脱发、白细胞降低等不良反应。随着肿瘤支持治疗手段的提高（如预防性止吐、预防性升白）等，绝大部分化疗的不良反应是轻微的、可控的。化疗结束后，医生会交代一些注意事项，比如保持大便通畅、防止感冒、每周复查 1 ~ 2 次血常规等，出现相应症状后对症处理，绝大部分患者可以顺利完成化疗。

（马淑香）

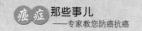

十二、不难受的化疗有用吗?

老张在医院抢救过来之后恢复得还不错，医院的胃癌多学科诊疗团队针对老张的情况，结合最新的诊疗指南，制订了详细的治疗方案。老张开始接受化疗联合免疫治疗。

第一天开始化疗的时候，老张嘴里说着不紧张，护士长给老张做 PICC 置管的时候，老张还开玩笑说："当年当兵的时候没上战场，这次真的上战场了。"实际上，老张真的害怕极了。闭上眼睛，他的脑子里都是电影、电视里面关于化疗的镜头：大把大把地掉头发，吐得苦胆都出来了……在老张的想象里边，化疗的场景就好像电影里二战时纳粹的毒气室，一下子人就过去了；或者就像电视里给猪打针那样，拿着巨大的针管扎向自己……

老张脑子里不断在想这些事情，感觉心头压力很大，结果导致快中午了一点儿也不饿，不想吃东西。这时候，家里亲戚来看他，帮他带了午饭，老张没啥食欲，简单吃了半碗面就再次躺下休息了。就这样，一直到下午天都快黑了，老张也没见到"巨大的针管"，更没有被送到什么"毒气室"。老张有些疑惑，心想，难道这化疗一定要到月黑风高的时候才方便下手吗？心里想着，嘴里就说了出来。老伴儿问他说啥呢，老张有点紧张地回答道："化疗。不是说今天就要开始化疗吗？天都黑了，啥时候打啊？"老伴儿一听就笑了："化疗上午就打完了啊。"老张有点蒙，赶紧去问医生。

医生告诉老张，化疗就是化学药物治疗，可以是输液，也可以是口服药，老张这次的化疗药物既有输液的，也有口服的，输液的上午就输完了，口服药需要连续吃一段时间，今天的药也已经吃过了。

老张很奇怪，说："那为什么我没任何感觉啊？看电影、电视里化疗的人都是很难受的，我也听我同学说过，化疗可不是轻轻松松的事情，而且他说化疗反应越重，效果就越好。是不是我这病已经不行了，你们根本没给我用药，就是想宽宽我的心？"老张的担心有没有道理，我们一起听听医生怎么说。

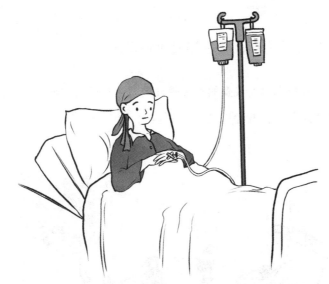

化疗，就是化学药物治疗，严格来讲，我们平时所用的抗生素等通过化学方法合成制作的药物，都叫化疗药。只不过有时候，人们会把"化疗"和抗肿瘤、抗结核治疗联系在一起，特别是抗肿瘤治疗。

早先的药物不良反应较大，营养、止吐、预防血液学毒性的支持治疗要么不被重视，要么手段有限，所以很多接受化疗的患者承受了很大的痛苦。但是，

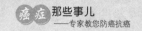

就像肿瘤学科本身是飞速发展的一样，化疗药物的发展速度也是非常快的，再加上对于肿瘤支持治疗研究的不断深入，可用药物和手段的不断增加，整个化疗过程的体验早已出现了翻天覆地的变化。很多医院在创建"无痛病房""无呕病房"，最终目的都是减轻患者的痛苦，提高患者的生活质量。现在打化疗，不能说一点感觉都没有，但是像过去那种非常严重的恶心、呕吐已经很少见了，大部分都只是有些轻微的感觉，比如说食欲比平时差点，饭量比平时少点等。

化疗的效果取决于患者疾病的特点、治疗方案的选择等很多因素，也和患者的营养状态、心理状态密切相关。但是，化疗反应越重效果就越好的说法就是无稽之谈！

（王鹏远）

十三、化疗后为什么要定期复查血常规？

"医生，化疗结束后 5 天查的血常规没问题，后面还需要再查吗？"

"为什么要反复检查血常规呢？"

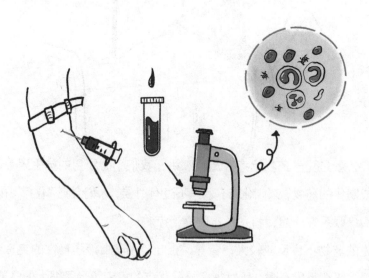

目前，化疗仍是治疗肿瘤的一种重要手段。遵从标准方案的化疗，按时用药、足量用药、足周期用药对于保证疗效至关重要。而化疗药物具有一定的毒性，在杀伤肿瘤细胞的同时，也会对正常组织细胞造成不同程度的损伤，容易引起骨髓抑制（白细胞减少、血小板减少、红细胞减少）。发生骨髓抑制，会导致化疗减量、化疗延期，降低化疗效果，增加整体住院费用，增加感染和出血的风险，严重者甚至威胁生命。

1. 如何知道是否出现了骨髓抑制？

骨髓抑制通常开始于化疗结束后 7 ~ 10 天，并维持一段时间，血常规检查是及时发现骨髓抑制的重要手段。因此，化疗结束后，务必每周复查 1 ~ 2 次血常规，检测白细胞与血小板指标。如果指标异常，出现骨髓抑制，应及时与主治医生沟通。

2. 出现骨髓抑制该怎么办？

出现骨髓抑制后无须恐慌，与主治医生联系沟通，根据严重程度的不同，可以选择升白片等口服药物，或升白细胞、促血小板生成的针剂，或输血等手段来改善。

3. 出现骨髓抑制，应如何进行日常防护？

化疗后，患者应进食高热量、高蛋白、富含维生素、易消化的食物，比如瘦肉、大豆制品、新鲜蔬菜、蛋类、鱼类等。避免进食过热、过硬食物，忌辛辣、刺激性食物。化疗后白细胞减少的患者，应远离感冒人群，不去人群过于密集的地方；注意个人卫生，勤洗手，避免细菌感染；使用护肤产品，避免皲裂。日常劳作时戴好手套，避免割伤；食物要干净，避免不洁饮食，谨防病从口入。化疗后血小板减少的患者，注意保护头颅，避免肢体的碰撞或外伤；用软毛牙刷刷牙，忌用牙签剔牙；避免吃硬的水果和食物，严禁抠挖鼻子，防止出血；鼓励进食易于消化的软食或半流质食物，保持大便通畅。

（墨玉清）

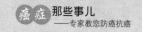

十四、肿瘤会传染吗？接受放、化疗后会对身边人造成影响吗？

杨老太确诊为晚期肿瘤，接受治疗已经 2 年了，效果非常不错，为人也乐观，每次来都乐呵呵的，最近却总是闷闷不乐。隔壁床的王大爷跟她是老病友了，见状问道："大妹子，这是怎么了？"

杨老太长叹一口气："最近我儿子从外地回来，带着孙子孙女来我家了。"

王大爷说："这不是喜事嘛！"

杨老太又说："可咱们不是肿瘤患者嘛，万一传染给孩子们怎么办？咱们接受完放疗、化疗，那放射线、化疗药都在咱们身体里面呢，回家万一伤害孩子们的身体怎么办？"

王大爷笑了："原来是为这事！那你大可不必担心，这个问题我早就问过大夫了。肿瘤不是传染病，怎么会传染呢？而咱们接受的放疗、化疗等治疗，不会长久在体内残留，更不会对身边人造成伤害。你就放心跟孩子们一起同桌吃饭、开心玩耍吧！"

传染病是由各种病原体引起的能在人与人、人与动物或动物与动物之间相互传播的一类疾病。大部分肿瘤与病原体感染无关，如肺癌、肠癌、乳腺癌等，因此不存在传染的可能性。有一少部分肿瘤，微生物感染是其发生的高危因素，但是鉴于传播途径和目前的预防措施，避免传染的必要性也很低。比如部分胃癌的发生与幽门螺杆菌（Hp）感染有关，但感染后终身患胃癌的概率也只有 1.8%；部分肝癌的发生与乙肝病毒或丙肝病毒有关，但是大部分人已经注射过乙肝疫苗了，对于没有自身抗体的人，分餐是可以的。

对于接受常规治疗的肿瘤患者，如放疗、化疗、靶向治疗、免疫治疗等，对身边人并不会有任何影响。但是接受放射性核素检查（如 PET/CT、ECT 等）或治疗（如 ^{131}I 治疗、放射性粒子植入等）的肿瘤患者，由于短时间内体内仍有放射性物质存在，因此短期内应避免与孕妇或 3 岁以下儿童近距离接触，最好保持 1m 以上距离。

（马淑香）

十五、哪些患者可以吃靶向药？

"医生，我和×××都是肺癌晚期，为什么他能吃靶向药，而我不能呢？"

要想搞清楚这个问题，我们需要先来了解一下靶向治疗和靶向药。

目前，肿瘤的治疗除了常规的手术、放疗、化疗、生物治疗和中医中药治疗外，还有一个比较流行的治疗就是靶向治疗。靶向治疗，顾名思义，就是打靶式治疗，是在细胞分子水平上，针对已经明确的致癌靶点的治疗方式（该靶点可以是肿瘤细胞内部的一个蛋白分子，也可以是一个基因片段）。

靶向药就是根据这些肿瘤靶点而设计的相应的治疗药物，药物进入体内会特异地选择致癌靶结合并发生作用，从而使肿瘤细胞特异性死亡，并且不会波及肿瘤周围的正常组织细胞，所以分子靶向治疗又被称为"生物导弹"。与传统的肿瘤化疗、放疗不同，肿瘤分子靶向治疗具有特异性抗肿瘤作用，并且毒性明显减少，大部分患者耐受性良好，开创了肿瘤治疗的新领域。

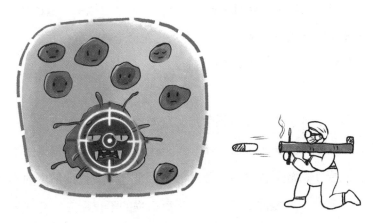

如果肿瘤患者通过基因检测发现了肿瘤靶点，并且已经有相应上市的靶向药物，那么就可以进行靶向治疗。相反，同一种病，如果没有检测出来相应的基因突变，没有靶点，就不能应用靶向治疗。

看了以上介绍，相信你已经知道哪些患者可以吃靶向药了吧。

（武迎喜）

十六、靶向治疗的不良反应比化疗小吗？

王大爷被诊断为晚期肺癌，因为没有基因突变，所以需要接受化疗，但孩子们忧心忡忡。儿子问："化疗的不良反应太大，对身体损害太大，靶向治疗不良反应小，我们能不能试试靶向治疗？"

大夫："没有基因突变是不建议接受靶向治疗的，因为此时的有效率不足5%。化疗的不良反应，大部分人是能承受的。靶向治疗虽然是口服药物治疗，但仍然有不良反应，有些靶向药物的不良反应发生率甚至比化疗还高。"

隔壁的杨老太这时候插话："我刚刚确诊的时候，吃的是克唑替尼，起初用药的时候，有一些恶心、呕吐，眼前偶尔也像有蚊子飞来飞去，不过1个月后这种症状就减轻了。前段时间病情进展，大夫让我换了塞瑞替尼，服药之后恶心、呕吐得厉害，饭都吃不下，就因为反应太大，这不才住院嘛。不过对症处理后，现在已经好多了。大夫跟我说，不管化疗还是靶向治疗，都会有不良反应的，但是通过正确处理，大部分人是能够承受的。"

手术、放疗、药物治疗（包括化疗、靶向治疗、免疫治疗等）都有相应的不良反应，不同治疗方案不良反应不一样。比如，胸部放疗常见的不良反应是局部皮肤黏膜损伤、放射性肺炎、放射性食管炎等，而化疗常见的不良反应是脱发、恶心、呕吐、骨髓抑制等。不同化疗药物的不良反应也存在差别，比如培美曲塞、吉西他滨等化疗药物不会引起脱发，紫杉醇类化疗药会引起全身酸困、腹泻等。同一类不良反应，使用不同的化疗药物，发生率也存在差别，比如培美曲塞联合卡铂的骨髓抑制发生率为 20% ~ 30%，而紫杉醇联合铂类的骨髓抑制发生率可高达 60% ~ 80%。

靶向药物也是如此，不同靶向药物的不良反应也存在差别。比如，吉非替尼的主要不良反应是皮疹、皮肤瘙痒，发生率可达 30% ~ 40%；阿法替尼的皮疹发生率更高，约在 70% 左右；而奥希替尼的不良反应主要表现为心脏毒性，但发生率较低。

所以，选择治疗方案的时候，适合患者才是最重要的。针对某种治疗方案可能出现的不良反应，在治疗前跟医生充分沟通，治疗后遵医嘱做好注意事项，一旦出现难以承受的不良反应，要及时就医。

（马淑香）

十七、免疫治疗为什么推荐 2 年，是因为只能活 2 年吗？

老刘是一个晚期肺癌患者，因为其病情比较适合免疫治疗，所以选择了免疫单药疗法，病情也一直控制得非常好，维持了快 2 年了，肺上的肿瘤也几乎看不到踪影了。可是，老刘上次和这次住院都怪怪的，好像有什么话要对我说，总是欲言又止的样子。

今天，我就专门等查房结束后把老刘叫到了医生办公室，老刘呢，一脸的沉重，有点压力山大的感觉，并且直奔主题问我："听说免疫就用 2 年，是不是 2 年以后就没得用了，我这病就没得治了？你不用瞒我，我也慢慢接受了，反正早晚都要走。"

我听后哭笑不得："你好歹也是个知识分子，怎么就非要这样解读呢？"

确实有这么个说法，免疫用 2 年后可以停药，并且很多临床研究建议晚期癌症患者接受免疫治疗的时间一般为 2 年，但是，这不代表 2 年以后停药了，治疗的效果也停止了。其实停药的意思是，2 年以后，人体自身的免疫系统已经被完整地激活了，从而没有必要再去用更多更久的药了。并且，随着这几年对免疫治疗认知的深入，对于 2 年停药这个事情，我们有了新的理解。

免疫治疗主要是通过纠正机体不正常的免疫环境，从而动员免疫细胞杀灭肿瘤细胞来达到治疗的目的，但是治疗时间的长短，其实要根据具体的恶性肿瘤种类，以及肿瘤控制的效果来决定。免疫治疗虽然在国外已经有些年头了，但实际上在中国也不过是 2018 年才开始的，所以我们还需要积累更多的数据，以形成中国本土的治疗证据。

针对具体瘤种，就像黑色素瘤、肺癌等很多瘤种一样，免疫治疗是控制疾病进展的重要手段之一，可以通过免疫治疗激活肿瘤患者自身体内的免疫系统，解除肿瘤细胞对机体的免疫抑制，使患者自身维持一定的免疫功能来抵抗肿瘤组织的发展，所以用药时间往往比较长，经济上也会给患者家庭带来比较大的影响，所以我们国家在很多瘤种上是可以医保报销的，又或者很多自费的药物可以赠药直到 2 年。

总之，免疫治疗要持续多久，这个问题要结合患者的经济状况以及疾病的控制情况来综合考虑。对于经济状况良好的晚期患者，建议免疫治疗持续至少 2 年，后续根据疾病的情况来选择是否继续维持治疗；对于经济压力比较大、无法承担 2 年治疗费用的晚期患者，可以根据经济状况缩短免疫治疗持续的时间，或者降低用药频率。

（王　涛）

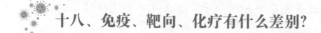

十八、免疫、靶向、化疗有什么差别？

"化疗药这么便宜，能有效果吗？"

"我和病友是不同肿瘤，为什么吃的是同一种靶向药？"

"免疫治疗就是用药物来提高自身的免疫力吗？"

在抗肿瘤治疗领域，免疫、靶向、化疗不仅仅是治疗的手段，它们也是具有划时代意义的三次革命。多种治疗药物和方案的不断出现，越来越精准的个体化治疗向我们展示了现代医学迅猛的发展以及未来的无限潜力，这也导致很多肿瘤患者在选择治疗手段时往往有许多不解。

想要了解免疫、靶向、化疗之间的差别，我们需要先了解什么是癌细胞。癌细胞是在致癌因子的作用下，经过变异成为具有"无限增生、可转化、易转移"特点的"坏细胞"，它们疯狂地抢夺机体营养，以壮大自己，扩大地盘，还要在全身各处发展"殖民地"。致癌因子有外部的物理、化学等伤害，也有遗传基因、自身基因突变以及免疫状态异常等因素，随着人类对癌细胞研究的深入，我们往往可以因势利导，利用化疗、免疫、靶向等多种手段来抗击癌症。

1. "核武器般的存在"——化疗

化疗，即化学治疗，是使用化学药物作用于全身，以达到控制肿瘤生长的一种方法。现代化疗起源于 20 世纪 40 年代，那是第二次世界大战期间，一次芥子气（毒气）暴露造成了接触者的骨髓和淋巴系统增生低下，这启发了研究者开始使用氮芥治疗恶性淋巴瘤，并取得了良好的效果，从此人类开启了化疗时代。

从某种意义上来说，化疗药物就是"毒药"，它相当于核武器，猛烈而无差别，可以对癌细胞造成快速的、致命的打击，效果卓然。当化疗药物随血液循环到达全身，癌细胞就会无处遁形，而正是因为化疗药物在全身这种"扫荡式"的打击，不同部位的器官、组织的细胞都会受到波及，生长更新越快的细胞对化疗药就越敏感，比如头发、消化道黏膜、血细胞等，所以骨髓抑制、脱发、呕吐等在化疗的不良反应中最为常见。作为抗肿瘤治疗的基石，

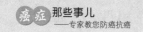
化学治疗经过几十年的经验积累，不论是化疗药物的优化、发展，还是不良反应的应对处理，都已经十分成熟。

2."精准导弹"——靶向治疗

1987年，科学家首次确定了表皮生长因子受体对非小细胞肺癌生长、扩散的作用；1997年，美国食品药品监督管理局（FDA）批准了首个分子靶向治疗药物——利妥昔单抗，用于对其他治疗无效的B细胞非霍奇金淋巴瘤的治疗，此后靶向药物就成了癌症治疗药物研究的热点，不断有新的靶向药物诞生并应用于临床。

靶向治疗在细胞分子水平，通过识别癌细胞内部的特异性蛋白或基因片段来杀灭癌细胞。从字面上就很容易理解，就像打靶一样可以更准确地瞄准癌细胞，将其识别出来并杀死，这样就可以避免化疗药物在体内"敌我不分""全面攻击"造成的全身不良反应。随着越来越多的靶点机制被发现，靶向药物在临床的广泛应用大大提高了患者的生存质量。但是，所有患者都可以使用靶向药物吗？靶向药物没有任何不良反应吗？

选择合适的靶向药物有时需要依靠"基因检测"，以便了解癌细胞的特异性靶点是否表达和表达的强度，如针对Her-2乳腺癌治疗的曲妥珠单抗，还有肺癌中应用的小分子酪氨酸激酶抑制剂（TKI）厄洛替尼、奥希替尼等，都需要明确是否存在这种特异表达。

临床的广泛应用让我们发现，靶向药物的不良反应也存在着特异性，如抗血管生成的靶向药物常常会导致高血压、手足综合征、出血倾向等，因此靶向药物的应用也要严格遵医嘱进行随诊。

有许多不同癌症存在相同靶点的表达，如Her-2突变率较高的癌肿不仅有乳腺癌，还有胃癌、肺癌、膀胱癌等；BRCA1/2基因突变也并非女性专属，男性基因突变概率一样大，这也导致前列腺癌、胰腺癌罹患风险大大增加。靶向治疗淋漓尽致地体现了临床中"同病异治""异病同治"的特点，也向我们展示了靶向治疗未来发展的无限潜力。

3."免疫保卫战"——免疫治疗

2018 年，美国免疫学家詹姆斯·艾利森和日本生物学家本庶佑凭借"发现负性免疫调节治疗肿瘤的疗法"获得了当年的诺贝尔生理学或医学奖。与直接针对肿瘤细胞的化疗、靶向治疗手段都不同，肿瘤免疫疗法是利用人身自身免疫系统对肿瘤进行杀伤。

一个人的免疫系统是与生俱来的，它在不断地学习，一方面识别和清除外来入侵的细菌、病毒等，另一方面也会清除体内非常小的肿瘤。然而，随着年龄的增长，人体的免疫力逐渐下降。癌症的发生好比是癌细胞与免疫系统在身体里面的一场大战，免疫系统处于下风。免疫检查点是人体内"监察系统"的一种功能，它原本是人体免疫系统中起保护作用的分子，可以控制免疫反应的强度和持续时间，减少免疫应答对健康组织的伤害，避免过度活跃免疫应答导致的炎症反应和自身免疫性疾病，起着类似刹车的作用，又称为免疫刹车。癌细胞利用人体免疫系统这一特性，通过过度表达免疫检查点分子这种伪装，抑制人体免疫系统反应，逃脱人体免疫监视与杀伤，从而促进肿瘤细胞的生长，这一现象称为免疫逃逸。免疫检查点抑制剂就是揭穿癌细胞伪装的神秘工具，它无须借助像化疗、靶向治疗那种外来的武器，而是通过自我保卫战打败癌细胞。

与化疗治疗方式不同，肿瘤免疫疗法通过激活我们自身的免疫系统击败癌症，让自身的免疫细胞"看穿"癌细胞，"觉醒"起来，进而杀死癌细胞。因此，精准地杀伤癌细胞而避免对正常细胞的攻击，使得它比化学药物的整体不良反应要小得多。与靶向药不同，它有不区分肿瘤来源的更广谱的抗癌效果（免疫检查点抑制剂目前获批的适应证已经覆盖了超过 20 种血液及实体肿瘤）。

免疫疗法让免疫系统可以持续动态地适应，如果肿瘤设法逃脱检测，免疫系统可以重新评估并发起新的攻击，它的"记忆"也使它能够记住癌细胞的样子，因此它可以在癌症复发时识别并消除它。免疫治疗起效，可能让晚

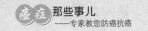

期患者长期存活，甚至临床治愈，这是免疫治疗区别于其他所有药物最大的不同。目前免疫疗法不仅只有大家熟悉的 PD-1/PD-L1 或 CTLA-4，还有单克隆抗体、癌症疫苗、国际细胞疗法、溶瘤病毒等。

（赵　玮）

十九、多学科诊疗（MDT）是什么？

老张在几次治疗后恢复得很好，人也精神了很多，和大家的交流也多了起来。老张很感慨："原来都说到医院看病要找熟人，可是有时候熟人也会好心办坏事。"他问自己的医生："听说我的治疗方案当时好几个专家都参与了，为什么医院这么重视我？每个患者定什么样的治疗方案，不都是管床的医生说了算，顶多就是疑难的患者让主任指导方案就行了吗？"

医生说："现在对于肿瘤的治疗模式已经不是以前单打独斗的时代了，现在遵循的是在指南规范指导下的多学科综合诊疗，也就是 MDT。"

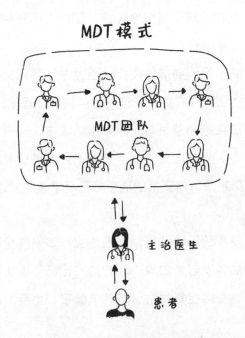

多学科诊疗（MDT）模式，是指由多个不同学科的专家针对某一种或某一系统疾病的病例进行讨论，在综合各学科意见的基础上，为患者制订出最佳的治疗方案的治疗模式。最早于 20 世纪 60 年代在美国被提出，90 年代后迅速发展并不断完善。MDT 是由多个相关学科的专家组成相对固定的专家组，针对疾病进行的"一站式"临床讨论会，目的是提出适合患者的最佳治疗方案，继而由相关学科单独或多学科联合执行该治疗方案。MDT 团队可根据肿瘤生物学特点、病灶可切除性、患者基础状态、并发症，以及原发灶与转移灶的关系等，再结合患者不同的治疗目标，最大限度地避免患者往返就诊不同科室，不同专家给出"各执一词""顾此失彼"的诊疗意见的情况，给予患者最合理的检查和最恰当的治疗方案。使患者达到最佳的临床和生存获益，以及更高的生活质量，同时也能够缩短治疗等待时间，节省费用，避免了不规范治疗给患者家庭带来的负担。

传统会诊和 MDT 模式有什么区别呢？传统专家会诊具有随机性、临时性的特点，往往是在疾病治疗过程中对新问题的诊断和治疗，或者对错误治疗方案的纠正。MDT 模式需要规范化的多科室协作与更高的患者参与度，多位学科专家在第一时间综合分析患者病情，确保能考虑到所有的治疗方案，给患者指定最合理的治疗方案，从而节省诊疗程序、医疗时间，以达到最好的治疗效果，同时提高医疗效率和医疗质量。

这种转变，使传统的一对一模式变成了几个学科围着一个患者转，这样就会给患者提供快捷、有效的个体化治疗方案，让患者不用像以前一样，一个科室挨一个科室地跑，不停地排队等待。有了 MDT 模式之后，患者不仅会得到最佳的治疗方案，而且花钱少，用的时间也少。

（王鹏远）

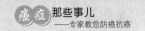

二十、什么是静脉输液港?

胡女士在我院长期接受治疗,管床的内科医生建议她植入一个静脉输液港,方便后期的用药。在管床医生和我预约好时间后,胡女士来到了麻醉科手术室,她向我表达了她的困惑,因为她之前没有听说过这个装置,更没有见到过,所以想要了解一下静脉输液港到底是什么东西,为什么要安装这个静脉输液港。

静脉输液港是一种完全植入体内的静脉输液装置,是利用手术将导管经皮下穿刺置于人体上腔静脉中,剩余的导管及输液港座埋于皮下组织,只在患者体表处可触及一圆形突起。在使用时,从突起处定位,将无损伤的针经皮垂直穿刺到注射座的储藏槽中,即可用于输送各种药物、营养支持治疗、输血以及化疗等,为需要长期输液治疗的患者提供一种可靠的静脉通道,同时也可用于血样的采集。

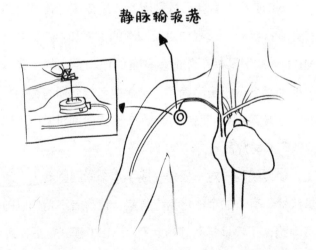

静脉输液港

其优点是:①一次性植入,减少了反复穿刺给患者带来的痛苦;②操作相对简单,降低了穿刺难度;③为皮下埋植,从而降低了感染的风险;④最大的优势是可较长时间保留,最长可以保留数年,而且注射区可以穿刺 2 000 次以上;⑤方便患者,不影响洗浴及游泳,提高了患者的生活质量;⑥埋植于皮下不易被别人注意,不影响患者肢体活动,也保护了患者隐私;⑦维护简单,治疗间歇期每隔 4 周维护一次即可。

（吕帅国）

二十一、120 万的抗癌神药，所有肿瘤患者都适用吗？

我有一个邻居，得了淋巴瘤，不仅化疗了很多次，靶向治疗药物也用了，可还是复发了，生活都难以自理。但是最近听说他用了"神药"，奇迹般地灯了，现在又能见到他经常在小区里锻炼了。我感到很好奇，到底是什么"神药"？于是上前打听了一下，他说自己用的是刚上市的 120 万元 / 针的活的药物。哦，原来是 CAR-T 免疫细胞治疗啊！

CAR-T 治疗的出现真是振奋人心，这让癌症患者有了治愈的希望。但是，癌症真的攻克了吗？所有癌症患者都可以使用 CAR-T 治疗吗？CAR-T 治疗究竟能让哪些患者获益呢？

一针 120 万元的抗癌药物最近备受关注，但这其实不是指某一种具体的药物，而是一种新型治疗手段，全称是 CAR-T 免疫细胞治疗，又叫嵌合抗原受体 T 细胞免疫治疗，是近年来备受瞩目的癌症治疗方法之一。

CAR-T 细胞的制备，需要经历复杂的细胞采集、基因工程修饰、T 细胞扩增、检测等过程后，再回输到患者体内，其间需要很多科研和医护人员的参与。简单来说，就是将肿瘤患者体内的 T 细胞（就像普通士兵一样），通过基因工程技术激活，同时装上定位导航装置 CAR（一种识别肿瘤表面标记修饰的结构，即肿瘤嵌合抗原受体，用来识别肿瘤细胞），从而改造成 CAR-T 细胞（战斗力超强的特种兵），然后将这种细胞在体外进行大量扩增后，回输到患者体内。目的是利用其定位导航装置 CAR，专门识别患者体内的肿瘤细胞，高效杀灭肿瘤细胞，以达到治疗恶性肿瘤的目的。

CAR-T 免疫细胞治疗作为一种活的药物，与传统药物有着很大区别。它属于一种个体化定制、特异性、过继性的细胞免疫治疗，其临床应用颠覆了目前存在的包括化疗、靶向治疗、免疫治疗和放疗在内的所有抗肿瘤治疗手段。但是，CAR-T 免疫细胞治疗并不适用于所有肿瘤，它的主要适用范围在血液肿瘤，包括淋巴瘤、骨髓瘤、急性淋巴细胞白血病等，像胃癌、肺癌、卵巢癌等实体肿瘤还在临床试验当中。

我国目前已经批准上市的 CAR-T 免疫细胞治疗，有复星凯特公司的阿基伦赛注射液和药明巨诺公司的瑞基奥伦赛注射液 2 种，被批准用于"二线或以上"系统性治疗后复发或难治性大 B 细胞淋巴瘤成人患者。

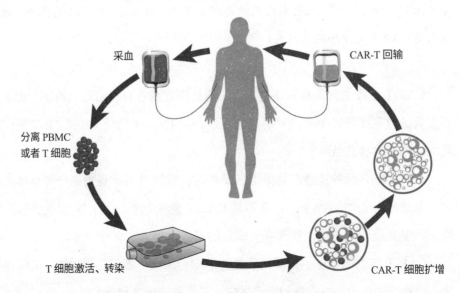

采血　　CAR-T 回输

分离 PBMC
或者 T 细胞

T 细胞激活、转染　　CAR-T 细胞扩增

但是，即使是针对适应证所指的弥散性大 B 细胞淋巴瘤，也并不是 100% 能治愈。此外，CAR-T 仍有其不足之处，如可能引发身体反应过激、血压下降、低氧等问题，监护不周可能会危及生命。因此，CAR-T 细胞治疗虽然是攻克癌症的希望，但也不是万能的，一定要在专业医生的指导下慎重选择，才能保证达到最好的疗效。

（林全德）

二十二、民间流传的偏方，可信吗？

记得 20 多年前，老家有一个邻居因吞咽不利，在当地医院就诊，检查确诊为食管癌，医生建议手术治疗。但是，患者及家属因为恐惧手术创伤，同时也不愿接受放化疗，并且听信了民间流传的"蟾蜍"可以治疗食管癌的"偏方"，遂动员亲戚朋友到乡间地头捉"蟾蜍"吃。结果半年后病情进展，等到医院复查时已彻底丧失手术机会，最终患者维持不到 1 年就去世了。"偏方"真的会害死人呀！

民间一直流传着"偏方治大病"的错误认知。首先，让我们一起回顾一下偏方产生的土壤和历史原因。偏方是指流传于民间，不见于古典医学著作的中药方。受历史的局限性，古时候或者旧社会缺医少药，老百姓看不起病或者找不到专业的医生，于是在面对一些常见病症时，尝试总结了一些简单、便捷、容易获取的药物治疗方法，这对部分病症的缓解有一点作用，于是经口口相传，流传于民间，这样慢慢就形成了民间流传的"偏方"或者"单方""验方"。偏方的流传是基于医疗资源的匮乏和医药知识的低下，虽然其在特定时期、在某种程度上曾经为老百姓减轻病痛带来过便利，但这并不意味着"偏方"具有神效，更不是解决疑难杂症甚至癌症的"救命丹药"。

偏方的流传是由于医药知识匮乏，医疗资源短缺，人民群众对于疾病处置的无奈选择，然而社会科技和现代医学发展到今天，仍有一些人在迷信"偏方"，寄希望于通过偏方来控制甚至治愈癌症，这是错误的认识，更是愚昧和无知的表现。

癌症研究发展到今天，我们已经清晰地认识到，癌症的产生是基于机体基因、免疫、环境、习惯、感染等多因素共同造成的，癌症的治疗更需要分阶段、多学科、多手段的综合治疗模式，没有单一一种最优的治疗手段，更不可能有一种单一的药物可以完全控制癌症。偏方治疗癌症不单是一种错误的认识，更

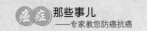

是一种可能造成病情延误、错失最佳治疗机会的愚昧选择。

（李国锋）

二十三、"不靠谱"的熟人耽误病情

老张病了，胃癌伴肝脏转移。接下来该怎么治疗，老张其实也很犹豫。老张有一个初中同学，是邻市一家医院的肛肠科医生，据说水平很高，在当地较有名气。自己得病了到底应该怎么办？老张决定去问他的这位同学——马医生。

马医生得知老张是来找他看病的，就很热情地接待了他，然后非常认真地查看着老张带来的检查资料，越看表情越凝重。这个时候，老张也感觉到了同学的表情变化，就对他说："有什么你尽管对我说吧。"马医生把老张的爱人拉到一边，问道："怎么这么晚才发现啊？为什么没有早点检查？"老张的爱人说了原因和经过后，马医生说："这老张也太倔了，医学发展这么快，早就不是当年的样子了！"这时老张也跟了出来，对同学说："你是我的同学，当年还治好了我的痔疮，所以我非常相信你的医术和医德，这次我也把自己交给你了，具体怎么办，我全听你的！"

马医生拉着老张两口子坐了下来，对照着老张的检查结果，专门翻出了《外科学》《肿瘤学》等经典著作，还专门上网搜索了胃癌诊疗指南，一番"学习"之后，开始认真地进行分析指导。马医生的看法是："老张这种情况，从分期上属于Ⅳ期，已经没有手术机会了。经典著作上对于这种情况的处理方式，主要就是化疗，而且从数据上看，效果并不是很好，并且化疗的不良反应也很大。"马医生在网上查的指南都是四五年前的，因为他认为"太新的"东西没有经过检验，还不靠谱，这些指南上也没有太多太好的方法。经过马医生认真、细致的精心指导，老张两口子决定放弃化疗，准备找个老中医尝试中医中药治疗。

老张带着从邻市一个退休老中医那里买的中药回来了，还专门买了煎药的砂锅。第一服药吃下去之后，老张感觉五脏六腑都要吐出来了，再吃这药，吐得更厉害。爱人说："拿药的时候老中医说了，这药吃完之后，呕吐就是在排毒，但是现在这情况，再吃下去估计人就扛不住了，要不咱们再找个人看看吧？"老张却不同意："马医生介绍的老中医定的方案，肯定不会错的。"又吃了2天之后，老张整个人都垮了，直接晕倒在了卫生间。老张的爱人赶紧打了120急救电话，人送到医院之后经过抢救，总算是醒了。这个时候，老张自己也感觉是该再找个人看看了。

医院为老张组织了多学科会诊，专家们针对老张的情况，结合最新的诊疗指南，制订了详细的治疗方案。老张在医院接受了2个月的免疫联合化疗之后，病情控制住了，饭量逐渐增大，身体也有劲了。老张问给自己治病的医生："我看免疫治疗刚开始没几年，你给我治病看的也是最新的指南，不是说这些太新的东西还不稳定吗？我是不是成了实验品，只不过现在看来还比较成功？"

俗话说得好："术业有专攻。"医学是一门非常复杂的学科，随着医学的不断发展、进步，分科越来越细致，没有人能完全掌握所有的东西，因此就需要大家分工合作，耕好自己那一块地，而且要做得更精、更细、更深入。

马医生是一位很好的肛肠科专家，但是遇到胃癌的时候，他对这个疾病的了解和认识仅仅比普通人强了那么"一丢丢"，这"一丢丢"就是他多年前在学校学的、还没有完全还给老师的相关知识。对于一个出了校门很多年，已经成长为某方面专家的人来说，脑子里会有一定的"固有印象"，而且，不同学科的发展速度也不一样，马医生想从"经典著作"中寻找答案，甚至不愿意去看最新的指南，这在肿瘤治疗中恰恰是最要不得的。

肿瘤学科在整个医学中应该是发展最快的，肿瘤专业的医生需要随时学习最新的研究成果，肿瘤诊疗指南也是几个月就会更新一次，这些新的研究成果和指南推动整个肿瘤治疗的水平不断提高。

生病了，就一定要找专门研究这个疾病的医生，即使是这个专业方向的医

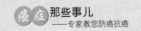
生，也需要通过多学科诊疗的方式，才能为患者制订最佳的治疗方案。同学、熟人、朋友应该成为找到专业医生的帮手，而不是用自己已经落后的、跨专业的那些知识为信任自己的患者"治病"。

（王鹏远）

二十四、树立治疗信心很关键

老孙是个厚道人，对媳妇很好，百依百顺，对医生也很尊敬，开口必说"您"。但是，老孙很不幸：媳妇因为腰痛查出了肺癌，而且多发骨转移，初诊的时候就是Ⅳ期，也就是常说的晚期。

晚期肺癌已经失去了手术根治的机会，全身治疗是最好的选择。老孙媳妇是肺腺癌，还是不能靶向治疗的那种，PD-L1表达也小于1%。对于这类患者，指南上推荐化疗联合免疫治疗。于是我跟老孙说得化疗，老孙不同意，怕媳妇受罪。还说他们村有个患者也是晚期肺癌，才化疗2次，人就不行了，遭了可多罪。我问他啥时候的事，他说十几年前。

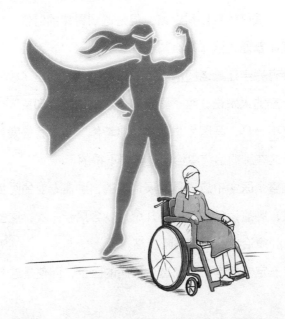

我给他解释说:"现在不同了,现在化疗的不良反应都很小了,对不良反应处理的药有很多,效果也很好。而且我们在化疗的时候,都有预防用药,不良反应出来之前就尽量将其消灭在萌芽状态了。"老孙说让他问问媳妇,他媳妇胆小,也让我帮忙劝劝。

果然,老孙媳妇一听要化疗,就立即要出院,还说大不了不看,也不想遭那个罪。我说:"你来医院有十几天了吧,你旁边的床位都换了五六个人了,他们都是来化疗的,你和她们聊聊,看看她们有没有遭啥罪。"老孙媳妇旁边的大姐就劝了起来:"你看看我都来了几十回了,现在回家照样带孩子,还能做家务。"大姐带孩子的细节触动了老孙媳妇。老孙的儿子刚结婚,老孙还没有抱上孙子。老孙和他媳妇问我:"能等上孙子不?"我说:"你们家孙子还等着你俩送幼儿园呢。"老孙媳妇顿了下,坚定地说:"那就用药吧!"

晚期肺癌患者如果不能靶向治疗,化疗就是治疗的基石。患者和家属对化疗有天然的恐惧感,原因是他们对化疗的未知,或者一知半解。消除患者内心的恐惧,提高患者的"医从性",是治疗顺利进行的保证。通过患者之间的鼓励,以及家人的干预,有助于树立积极的治疗信心。

(杨 森)

二十五、精子 vs. 癌细胞——肿瘤君会被 K.O. 吗?

一个是关系着人类生育和种族延续的生殖细胞,一个是影响人类生活质量甚至扼杀人类生命的变异细胞;一个帮助血脉传承,一个让人闻风丧胆,当两者碰到一起,谁会被 K.O.?在目前,我只能无奈地选择癌细胞,因为医学还没有发展到所有有效科研都能被用到临床的阶段。但在不久的将来,我笃定精子可以战胜癌细胞。

精子、癌细胞,两个在人们认知中"风马牛不相及"的东西,缘何会对抗?

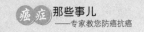
别急，容我在下文慢慢道来。

精子，人类生殖细胞，产生于男子睾丸内，长度只有 55μm，约为人体头发直径的一半，我们用肉眼无法观察到。精子是细胞界的"游泳"健将，其中强壮者每分钟甚至可游动 4mm。

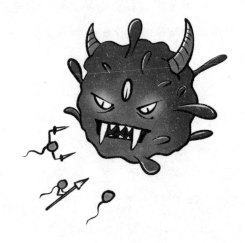

你们可能不知道，精子在某些方面，和癌细胞有着高度的相似性。比如，精子在发生精原细胞持续优势分裂、精母细胞减数分裂以及精子细胞迁移的时候，整个过程高效而有序，多么像是高度失控的细胞癌变过程啊！

精原细胞持续优势分裂的能力与癌细胞无限增生的能力相似；

精母细胞减数分裂中染色体数目减半与癌细胞染色体数目的异常相似；

生精细胞的迁移与癌细胞的转移相似……

正是这个原因，肿瘤 - 睾丸基因表达模式成为近年来医学研究领域关注的热点之一。人们希望通过它们的相似选择性表达模式，来帮助鉴别出癌症中的一些驱动基因。2022 年 5 月 20 日，在我们科室独立承办的中原国际肺癌高峰论坛上，南京医科大学副校长胡志斌分享了此方面的研究成果。

胡志斌及其团队整合了来自多个数据库的转录组数据，在 19 个癌症类型中系统鉴别出了 876 个新的肿瘤 - 睾丸基因，并提供证据表明了一些基因在肺腺癌肿瘤发生中的作用。这些研究扩展了人们对于肿瘤 - 睾丸基因的认识，并为鉴别癌症中的表观遗传驱动基因提供了新思路，在未来，这些表观遗传基因有可能成为癌症治疗的靶点。

在国内，医学研究领域侧重于研究利用精子和肿瘤细胞的相似性，来鉴别癌症中的一些驱动基因的同时，国外医学也有对精子类似的研究，然而他们更直接、粗暴：用精子的迁移特性做抗癌实验。前面也说过，精子爱游走，是个游泳健将，基于这一特性，德国德累斯顿综合研究所的科学家们开始"改造"精子。

他们给精子戴上含有抗癌药物的、特制的"小铁帽"，以便通过磁化作用引领精子们游到肿瘤细胞所在的地方。换句话说，精子戴的这个"小铁帽"，具有导航功能，即研究者在受试者体外用磁铁控制它的走向，从而实现精子"指哪儿打哪儿"的效果（当然了，主要指向癌细胞）。当精子们游到侵害人体的肿瘤细胞身边后，"小铁帽"会自动打开，让精子钻进肿瘤细胞里面，就如同钻进卵子那样轻车熟路，然后再通过药物作用摧毁肿瘤细胞。几番实验后，科学家们发现，这种戴"小铁帽"的"精子抗癌特战队"对癌细胞有着很大的杀伤力。在 3 天的实验期间，"精子抗癌特战队"杀掉肿瘤的概率达到了 87%。相较于一般的肿瘤治疗成效，这个概率很显著。

"精子抗癌特战队"与其他药物递送系统（如细菌）相比，具有显著的优势。细菌会引发免疫反应，而与细菌不同，精子细胞不会增生，自然不会有细菌做机器人导致的那些问题。目前该实验已通过了宫颈癌细胞的测试，在卵巢癌、子宫癌等妇科癌症中的实验正在进行。

需要注意的是，该实验运用的精子是公牛的精子，实验也处于动物实验阶段，面临的问题还有很多，比如，使用精子抗癌，一旦运用到临床，有没有可能导致意外怀孕，运用多少精子抗癌，精子携带药物的种类、剂量等都需要考虑并进行再验证。

即使如此，科学家们已经注意到了可以运用精子抗癌这一特性，并正在积极进行实验，已有的相关实验结果也传递了一个很好的预兆，我们就有理由相信，不久的将来，精子可以在对抗癌细胞方面发挥重大作用。

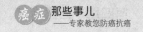

癌症会影响精子质量吗？

回答此问题之前，先来说一个临床趋向：癌症呈年轻化趋势。据全国肿瘤登记中心数据显示，20～39岁年龄组的肿瘤发病率在2000年是39.22/10万，到2013年增至70.01/10万。这意味着，13年的时间里，年轻人癌症发病率增长了将近80%，按照2013年的人口统计数据进行计算，中国一年新增30万名年轻的癌症患者。

对于癌症患者，尤其是还没有孩子的年轻癌症患者，大家都很关心一个问题：得了癌症会不会影响精子质量？

答案是肯定的，只要参与抗癌治疗，精子质量都会受到影响，只是影响程度和癌症种类、治疗时间长短有关。以肺癌为例，若是早期，癌细胞未转移到生殖器官，对精子质量的影响就不大；但若患者参与放疗、化疗等，随着疗程的增加，一些患者体质下降，就会影响到精子质量。再比如，如果患者出现了前列腺癌或者睾丸癌等生殖器癌症的情况，就会影响到精子健康。一些男性如果出现了龟头癌等疾病，可能会导致精子死亡，或者出现精子异常的现象。

总之，抗癌以及激素类、抗生素等药物会损害男性性腺功能，造成精子数量和质量下降，或通过影响性腺的内分泌功能，导致性功能障碍。但不是所有药物都会导致男性性功能障碍，因为药物对男性生育能力的影响还受到药物的种类、剂量、疗程、患者的年龄等因素制约。

一般来说，使用药物的剂量越大、疗程越长、患者的年龄越小，对生育功能的损害越严重，恢复生育功能所需要的时间也越长。

（王启鸣）

二十六、抗癌是一场持久战，这样才可能成功

电视里常有这样的情节：女孩得知自己患了癌症，开始不可置信，后来万

念俱灰，然后就用不可思议的理由和男孩分手，男孩惊讶、愤怒、思念、淡忘，然后在某一天意外得知了实情，而女孩已经离世很久了。

是不是很经典的桥段？不要笑，想一想，倘若你不幸检查出患了癌症，你会怎么样？你会做得更好吗？你真的会像自己想的那样，积极配合医生，努力抗争，乐观生活吗？我深耕肺癌治疗领域 30 多年，接手过上万名癌症患者，我看过他们歇斯底里，看过他们痛苦挣扎，也看过他们平静抗争。他们有的已经去世了，有的已经治愈了，但是还有很多人，仍然在和癌症抗争。

是的，在我眼里，我们和癌症之间就是一场战争，而且是一场持久的战争。

1. 遭遇战：直面迎击，乐观是最好的良方

初次得知患癌，不相信、惊慌失措是人们的本能反应，花费一段时间去接受、调整心态理所当然，但是我建议，这段时间不要过长，尤其是对于晚期肺癌患者。毕竟，直面应对，乐观的心态才是我们打好癌症遭遇战的第一剂良方。何为乐观的心态？每个人的家庭环境不同，个性不同，表现也不同，但爱笑、不自怨自艾、不轻言放弃，是我管理过或见过的抗癌达人的共同点。

科学研究发现，乐观是一种人格特质，拥有较高乐观气质的个体，对未来的事件抱以积极的期待，相信结果会向好的方面发展。研究者认为，这种乐观的特质会帮助个体更好地处理挫折，也会使个体具有更高的挫折承受力。

以尚延枝为例。尚延枝，今年 81 岁，原本为河南省豫剧二团演员，1969 年，时年 29 岁的她被下放到工厂整整 11 年，1982 年患乳腺癌，2007 年患甲状腺癌，两次癌症都是晚期恶性转移伴扩散，生存期都是 3 个月。经历乳腺癌治疗时，尚延枝暂时停工，每月仅有爱人 52 元工资支持家用，还需还账 20 元，3 个孩子又在上学。一家人的境况可谓"凄凄惨惨戚戚"，有时甚至要靠捡拾剩菜叶过日子。

艰难的窘境，患癌等于无法治疗？只能放弃生的希望？尚延枝和其家人没有这样，而是选择了坚持下去，相信医学，相信癌症并不等于死亡，只要有信心，就可以延长生存时间。

腋下淋巴转移 3/8，每天吃馒头夹咸菜，但她坚持化疗；营养跟不上，爱人就去捡拾剩菜叶，给其做汤面条、炒包菜。2004 年又患高血压、心脏病，2007 年又不幸患甲状腺癌……每次检查都是晚期，很多患者的生存时间超不过半年，可直至到现在，她的抗癌历程已经走过了 38 年。

尚延枝把自己的抗癌经验总结为 14 字：锻炼、勤快，长寿；懒惰、恐惧，疾病缠身。这其中还有一个最重要的前提：乐观。

"坚持锻炼，放松心情，凡事往好处想，走好生命中的每一步，把患难困苦当作磨炼人格的最高学校，把患癌当作意志的考验和人生经历中的一种财富，敞开自己的心胸，积极地对待每一天、每一个人。"这是尚延枝遭遇抗癌打击时的主要心态，也值得所有遭受癌症打击的患者学习。

2. 阵地战：树立肺癌是慢性病理念，规范治疗

有了乐观的心态，我们进入癌症艰巨战的第二阶段——阵地战。（以肺癌为例）了解肺癌，不怕肺癌，坦然说癌，科学治癌，知己知彼，力争做到百战不殆。

2006 年，世界卫生组织公布：癌症是一种慢性病。既然是慢性病，就是说它应该像高血压病、糖尿病等一样，可以陪伴人们一生，人们完全可以荷瘤生存。肺癌也不例外。

近年来，随着临床科研的不断深入，肺癌治疗方式早已实现多样化和个性化发展，靶向治疗、化疗、放疗、手术治疗、免疫疗法等治疗手段极大地提高了患者的生存率，例如，早期发现的患者可以实现 5 年、10 年甚至长期生存或治愈（但治愈后仍需复查，也要警惕治愈后发生另一种原发肿瘤）；中期患者手术后，配合个性化全程管理，生存时间明显延长；而晚期患者以前只能存活几个月，现在可以活到 3 ~ 4 年甚至更长（对于找到精准治疗靶点的部分患者，生存期可以达到七八年）。

前段时间，国家药品监督管理局正式批准了新一代 ALK 抑制剂安圣莎（化学通用名，阿来替尼）进口注册申请。间变性淋巴瘤激酶（简称 ALK）阳性的局部晚期或转移性非小细胞肺癌患者，又多了一个全新的治疗选择。根据国际临床研究结果，与现有标准治疗方案相比，安圣莎用于一线治疗 ALK 阳性晚

期非小细胞肺癌，可将中位无进展生存期的时间延长到近 3 年，是现有治疗方案的近 3 倍。

越来越多的临床研究把肺癌推向慢病管理轨道，包括晚期肺癌（国内一些地市已经在做，比如北京）。了解了肺癌是一种慢性病，我们就没有必要"谈癌色变"或病急乱投医，而应当到正规医院，积极配合医生，接受规范治疗。

"相信医生，规范治疗"，这 8 个字是我最想对广大癌症患者说的话，也是找治疗过的长期生存患者的共同选择。

以杨晓柏为例。1991 年，他不断出现连续的、规律的高热和盗汗，到附近医院诊治，医生初步怀疑可能是抽烟引起的肺炎或是肺结核，经过连续 2 个多月的消炎和抗结核治疗，随着肺部大片模糊阴影的消散，却逐渐显现出一个清晰的瘤体轮廓。这个结果使医生对其前期的判断产生了动摇："有可能是更坏的一种病，建议到专科医院接受检查。"

经朋友介绍，杨晓柏来到河南省肿瘤医院，诊断结果为小细胞肺癌晚期。入院第 3 天，他就配合医生开始化疗，1 年的时间，手术、化疗近乎 10 次。

身体状态不能适应化疗时，就采取中药调理，同时配合心理治疗、体能锻炼、营养免疫……一晃 1 年多过去了。在正常情况下，晚期小细胞肺癌的生存期只有 6～11 个月，但这件事在他身上没有"旧例重演"，而是只要不出现复发转移就被彻底"治愈"了，截至目前，他已生存了 27 个年头。

其抗癌经验就是："发现癌症，一定要及时到正规医院、专科医院就诊，并配合医生，接受规范化治疗，千万不要病急乱投医，胡乱相信民间土方，或者贪图便宜到小诊所胡乱吃药。"不止杨晓柏，走过 20 个抗癌年头已经 52 岁的时斌更时常告诫自己："患癌不可怕，精神不能垮。"

世界卫生组织已经定论，癌症只是一种慢性病。所以大家要坚信患了癌症并不等于死亡，只要正确就诊，坚持锻炼，放松心情，就能取得不错的效果。

3. 反击战：坚持锻炼，合理饮食，战胜癌症

走过"遭遇战""阵地战"，接下来，就是我们自主的"反击战"。和其他疾病一样，战胜肺癌也需要坚持锻炼、合理饮食。

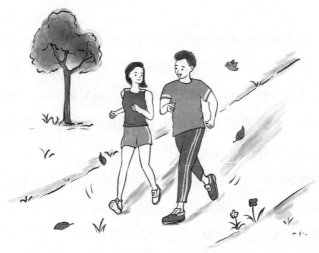

　　如何锻炼？抗癌达人的经验总结是：走步、慢跑、健身操。医学研究发现，规律性的轻快散步和慢跑对于提高癌症患者的治疗效果具有重要影响，并且适度的运动还可以帮助癌症患者对抗癌症治疗的不良反应，比如白细胞减少、易疲劳、萎靡不振以及肌肉量减少等症状。另外，钓鱼、旅游、瑜伽等娱乐活动，也可以使患者身心轻松。实际上，美国安德森癌症中心早有研究，相对于不锻炼的患者，在同样的治疗方案下，体力锻炼的患者生活质量和生存时间都要好。

　　在生活作息上，抗癌达人都会特别注意规律生活，定时作息，早睡早起，按时服药，科学饮食。他们都选择多吃有抗癌作用的食物，比如香菇、木耳、花菜、芦笋、胡萝卜、茄子等，平时多吃新鲜蔬菜、水果、杂粮，不吃刺激性和盐腌制的食物。

　　以上是我管理过的患者对抗癌症的有效经验。需要说明的是，抗癌是一场艰巨战，乐观的心态，配合医生规范治疗，坚持锻炼、合理饮食，三者相辅相成，缺一不可，应将其贯穿抗癌治疗的始终。

　　期待每一位癌症患者都可以打一个漂亮的抗癌自卫反击战。

（王启鸣）

二十七、保健品的好日子要到头了

就好像"权健"这件事，我注意到它的时候，它刚刚因为丁香医生的一篇文章而大动肝火，声称要起诉。当时我就想着要写一些东西，结果还没动笔，权健董事长就被依法拘禁了。

回顾权健这短短一生，用"其兴也勃焉，其亡也忽焉"这句话来形容实在是再贴切不过了。

权健（权健自然医学科技发展有限公司）自 2014 年 3 月成立后就开始狂猛生长，在短短 4 年多的时间里，成长为拥有 200 亿资产的大企业，堪称奇迹。

2018 年 12 月 25 日，丁香医生旗下深度报道平台"偶尔治愈"主编徐卓君发了一篇原创文章——《百亿保健帝国权健，和它阴影下的中国家庭》，引起社会轰动。

13 天后，天津市公安机关将权健董事长等 18 人刑事拘留。

这真是：其兴也，烈火烹油添烷烃；其亡也，一溃千里雪川崩。

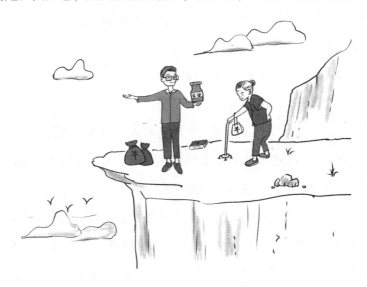

1. 权健肿瘤医院的秘方汤药

和大部分人一样，我也是从徐卓君先生的文章中才知道权健。好奇心促使

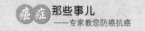

之下，我还查了一下资料，因此知道了它的肿瘤医院，知道了它的万能鞋垫，知道了"神奇"的火疗，知道了它的无限极、天狮等同行们。

因为从事肿瘤行业，所以我天然地对权健肿瘤医院更感兴趣。当看到它墙面上的宣传语时，好感油然而生："有时去治愈，常常去帮助，总是去安慰。"——这是美国医生爱德华·特鲁多的话，恰好也是丁香医生旗下深度报道平台"偶尔治愈"名字的由来，同时也是我们从业人员的写照。对于癌症，我们终生奋斗又心怀敬畏；对于患者，我们认真关怀又心怀无奈。

可惜，权健肿瘤医院虽然是这么说的，但不是这么做的。权健肿瘤医院是权健直销员的培训基地，医院为直销背书，医生推荐患者向直销员购药。他们治疗癌症，不是化疗、靶向、免疫等正统疗法，而是所谓的秘方汤药。这种拿老百姓生命开玩笑的行为我无法接受，为了钱，这群人已经丧失了做人的基本原则。

他们可能会说："反正那些人已经没治了，还不如给他们一些希望，反正这药喝了也没啥坏处，没准就好了呢？"可问题是，你们怎么知道没治了呢？像周洋那样被虚假宣传而放弃正统治疗的患者不知道还有多少。即使确实是已经无法治疗的患者，在健康远去的情况下，还要被骗去自己甚至全家辛苦攒下的财富，岂不是雪上加霜，想想真是可怜！

2. 说假话是保健品行业的天性

其实，一直以来，我对保健品行业虽无好感，却也知道其存在的必要性。传统保健品也好，功能保健品也罢，虽然它基本上都夸大甚至虚构了所谓的保健效果，虽然它一般都价格很高，虽然它在光明正大地收割智商税，但是，一个愿打，一个愿挨，作为一种商业行为，外人徒呼奈何。

2015年，美国纽约州对四大零售商最畅销的78个保健品样本进行测试后发现，近4/5的产品并不含有标签所说的植物成分：一些所谓的草药片剂里多是大米、萝卜等常见食物提取物，甚至某些成分对于过敏人群还具有潜在危险性。

然而，保健品行业本来就处于一个灰色地带，是凭借人性的弱点来生存的，说假话是它的天性。保健品的价格不是这个东西本身的价值，它取决于使用者的信仰，使用者对它的效果有多相信，那它就有多值钱！所以，如果监管缺失，这个行业就会将保健品的功效进行极度夸大或者扭曲，甚至夸张到替代药品和正规治疗手段的程度。

3. 人类医学发展的三个阶段

回顾人类医学发展的三个阶段，我们会发现滋生保健品的"土壤"。

第一阶段神道医学。在这个阶段中，人生病的原因，通常归结于邪魔上身、被神灵惩罚、遭敌对者施咒等，所以治病的主要方法就是巫师跳大神，帮助患者"驱魔"，有时也用"冥想"和"祈祷"等方式来治病。

第二阶段是经验医学。这时候，人们开始思考自然、人类、动物和疾病之间的因果关联，由此总结出了一些经验和技术。各个族群的经验医学深受本地文化影响，因此形成了中医、西医、印度医学等。

第三阶段就是现代医学。现代医学是在西医被一路诋毁、谩骂和嘲笑中长成的参天大树，它真正成长并兴盛起来也就是最近六七十年的时间。

这三个阶段的诞生有先后顺序，但并不似王朝更替，此生彼亡，而是长期并存的关系，只是三者之间的力量有消长。

4. 它只是个副产品

在现代医学诞生之前，是没有保健品行业的。因为不管是神道医学还是经验医学，都宣传自己可以满足人类的所有想象。想要长生不老，在中国可以服用水银炼制的"丹丸"，在西方可以服用木乃伊磨成的"圣粉"，或者喝下闪闪发光的氯化金溶液；想要美丽动人，在中国可以服用高钙的珍珠粉，在西方可以涂抹含砷的化妆品，或者做个高级灯光 SPA；女士想减肥，在中国可以扎针或者喝各种秘方汤药，在西方可以吃下绦虫卵，让孵出来的绦虫帮你消化肠道里的食物。

"双盲测试"的出现标志着现代医学文明的开始，它让原来的所谓"万能药"被不断证伪，也让医学界敢于主动承认对于大部分领域的无能为力。比如各类癌症晚期、癫痫、艾滋病甚至包括不用节食的减肥和正常的头晕，随着认知的深入，这个苍白领域不断扩大。但是人类的渴望不仅没有减少，反而更加旺盛。有需求就有市场，这些现代医学主动放弃的领域，有一小部分被新西医等另类医学（神道医学和经验医学）占据，但绝大部分被新生代——保健品行业代替了。

所以，在我看来，保健品行业不过是现代医学诞生的副产品。这个副产品是必要和有用的，当现代医学对溺水之人冷冰冰地说"NO"的时候，保健品行业温情地递来了带着希望和抚慰的神奇树枝。虽然这个树枝并无宣称的效果，却可以让溺水之人走得安详优雅。

5. 它的好日子要到头了

自诞生以来，保健品行业的日子过得相当舒服。一方面因为随着生活水平的提高，人们对于更美、更强、更健康长寿的追求日益增加，而这些追求中，有些现代医学无能为力，有些现代医学无暇顾及，所以人们只好诉诸另类医学和保健品行业。另一方面，随着不断质疑、实验、循证、证伪，现代医学的触手是一直在逐渐收缩的，这丢失的阵地，也被另类医学和保健品行业接收了。当然，保健品行业占据大头。现代医学、另类医学和保健品行业就好像跳着一曲默契的探戈，你进我退，看上去很美好，直到现代医学触底反弹。

转折大概是从2010年左右开始的，现代医学自身的突破倒在其次，主要是人工智能、区块链、物联网等领域相继取得突破，同时大数据、智能终端、电子商务、移动互联也快速得到普及，它们和现代医学交叉，并为现代医学提供了更大的赋能。现代医学开始重新收复失地，并逐步蚕食保健品行业和另类医学的固有领地。智医疗、大健康、补充和替代医学等概念的产生，正是这一过程的产物。

如果有人观察荷塘里的荷叶，就会发现：第一天的时候，荷叶也许只有一个尖尖角，第二天尖尖角张开，同时又长出一个尖尖角，第三天长出了四片荷叶，第四天有七八片……一直过了47天，荷塘里也依然只有不到四分之一的地方长有荷叶，大部分水面还是空的。而令人瞠目结舌的是，到第48天荷叶就掩盖了半个池塘，又过了仅仅一天，荷叶就掩盖了整个池塘。我们称这个过程叫"荷塘效应"。现代医学对于保健品行业的挤占过程也符合"荷塘效应"，一开始是润物无声的，然后速度越来越快，直到最后出现让世人惊诧的结果。不同的是，这个"荷塘"是在逐渐扩大的。

我查询了历年来中国保健品行业的规模和增速情况，发现虽然它的行业规模还在不断扩大，但它的增速拐点已经出现了，就在 2013 年。而如果保健品行业不主动应对的话，它的产值拐点估计也不远了。

最后强调一下自己的观点：相信医学，远离保健品。

（王启鸣）

二十八、从沙堆实验到戒烟

历史上有一个很著名的沙堆实验：选择一个地点，将沙子一粒一粒地往下滴，一开始，它会形成一个非常漂亮的圆锥形。可是随着沙粒越来越多，沙堆不可能一直保持圆锥形，总有一刻沙堆会发生崩塌，"啪"的一下就不成形了。这个实验被用来证明复杂结构的不可预测性，我却突发奇想：这和吸烟对肺癌的影响是一样的啊。

我们知道，如果沙子一直往下掉，沙堆一定会崩溃，但我们无法预测这个崩溃发生在什么时候；我们也知道，如果一直吸烟，人一定会得肺癌，但不能预测在什么时候。

我们可以确定，沙子落得越多，沙堆崩溃的概率就越大；我们也可以确定，吸烟越多，得肺癌的概率就越大。二者的概率都呈指数上升。

如果不想让沙滩崩溃，最好的做法是立即停止落沙子，因为我们不能确定下一粒沙子会不会导致崩溃；同样，想要不得肺癌，最好的做法是立即停止吸烟，别找借口说"吸了这一根就不吸了"。

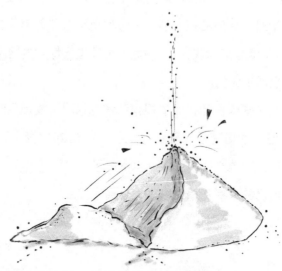

即使现在停止落沙子，沙堆依然有可能崩溃，因为它内部有挤压作用；如果现在停止吸烟，依然有可能得肺癌，因为人体每时每刻都在发生某个细胞的癌变。

所以，患肺癌压根就是个概率问题，而不是因果问题。很多时候我们对世界产生误解就是因为我们的认知模型出现了问题。

因果是什么？是因为 A，所以 B，A 的发生导致了 B 的出现。丈夫打媳妇，让媳妇哭了，这是因果关系。

概率是什么？是因为 A 的发生，所以导致出现 B 的可能性增加了。A 对 B 有正向作用（直接或间接），所以 A 的持续发生（理论上）必然会导致 B 的出现。丈夫打媳妇，媳妇会哭，不会离婚，但是不停地打，就要离婚了，这是概率关系。

肺癌与吸烟的关系就是概率问题，肺癌就是那个 B，吸烟就是那个 A。吸烟对肺癌的发生有极强的正向关系，这也是我如此卖力抵制吸烟的原因。

其实，如果对肺癌了解更深一些，大家就会知道，肺癌发生的最大风险因素不是吸烟，而是寿命。无论国内国外，无论男女，当超过 55 岁以后，癌症发病率就开始呈指数性地上升，包括肺癌。100 年前的人们不知道肺癌是何物，为什么？因为过去医疗技术水平低，人均寿命低，还没到癌症该出现的时候，人就死了。烟民常找借口，"我认识的某某某吸了一辈子烟，到死也没得肺癌"，我只能说，原因只有一个：他死得太早了。所以，有时候我就在想，癌症其实就是人们在争取寿命不断提高的时候所获得的一项副产品。

在延长寿命方面，我们不但不能阻止，而且要推波助澜。但是，在吸烟方面，毫无疑问，我们是应该而且能够控制的。本来周边的环境就已经够糟糕了，各种诱发基因突变的因素层出不穷，我实在不忍心看着大家在环境和岁月的双重摧残下，还通过吸烟作践自己。80%的肺癌患者是跟吸烟或者吸二手烟息息相关的。吸烟者比从不吸烟者病死率高3倍，预期寿命短10年。因为吸烟不仅是肺癌的高危因素，还和其他一些恶性肿瘤（比如胰腺癌、胃肠道恶性肿瘤以及男性生殖系统肿瘤等）密切相关。

不过，值得庆幸的是，如果在35岁以前戒烟，还可以把这10年找补回来；如果55岁以前戒烟，还可以找回来6年。这是有明确证据表明的，戒烟后肺癌发病的危险性逐年减少，戒烟1～5年后可减半；戒烟10～15年后，肺癌的发病率相当于终身不吸烟者。

一句话：戒烟，什么时候都不晚！

（王启鸣）

二十九、抗癌之少年免疫说

医学界普遍认为，免疫治疗是继化疗和靶向治疗之后抗癌药物的第三次革命，它的出现，给很多患者，尤其是晚期癌症患者带来了新的希望。在化疗和靶向治疗这2个"前辈"眼中，免疫疗法大概是个"奇葩"的少年。因为无论是在原理、临床效果还是不良反应表现上，免疫治疗都和它们大相径庭。

提高对免疫疗法的认知，不应该仅仅是科研和医护人员的事情。如果患者

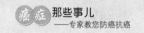
能充分认识到免疫疗法的特殊性，则可以避免一些认知误区，减少一些不必要的心理焦虑。

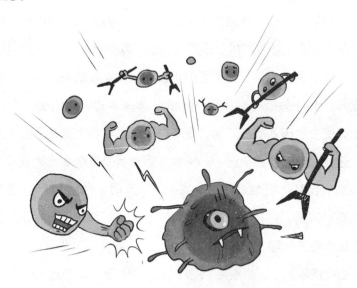

（一）少年之诞生，时势造英雄

从癌症的发病原理来看的话，想要防治癌症，一般可以从 2 个方面着手，一个是削弱癌细胞，让它增殖的速度慢下来，能直接杀死更好；一个是激活、增强免疫系统，让自身杀死癌细胞的速度快起来。

过去我们都是一条腿走路的——杀死癌细胞。这倒不是说现代医学一根筋，毕竟如果有高效的办法，为什么要用看上去很笨的办法呢？

一开始，我们用手术、放疗、化疗等手法来试图杀死癌细胞，然后我们发现在杀死癌细胞的同时，还有大量的正常细胞也被杀死了，甚至让正常细胞反而转变成了癌细胞。这真是杀敌一千，自损八百。我们就开始寻思，有更精准的杀死癌细胞的办法吗？还真有，靶向疗法应运而生，医学界群体欢腾。但是20 年过去了，其局限性依然很大，不仅治疗成本高，研究成本高，而且进展低于预期。

一条路貌似走到黑了，这时传出消息——免疫治疗获得了重大突破，原来一直有人在另外一条道路上探索着。是的，他们就是詹姆斯·艾利森和本庶佑，

2 个不走寻常路的人。免疫治疗的出现意义重大，它不仅仅是方法的进步，更是一种理念上的跃迁，它意味着现代医学在癌症治疗方面健康了——真正开始两条腿走路了。

瑞典卡罗琳医学院 10 月 1 日宣布，将 2018 年诺贝尔生理学或医学奖授予美国科学家詹姆斯·艾利森和日本科学家本庶佑，以表彰他们在癌症免疫治疗方面所做出的贡献。评奖委员会说，每年都有数百万人死于癌症，这是人类最大的健康挑战之一。今年的获奖者"创立了癌症疗法的一个全新理念""通过激发我们免疫系统内在的能力来攻击肿瘤细胞"，他们的发现是"我们在与癌症战斗过程中的一个里程碑"。

"癌症免疫疗法"被各大顶级学术杂志评为 2013 年最佳科学突破。当年出版的《科学》杂志给予评论："今年是癌症治疗的一个重大转折点，因为人们长期以来尝试激活患者自身免疫系统来治疗癌症的努力终于取得了成功！"

现在，靶向治疗和免疫治疗作为癌症治疗的两条道路，齐头并进，每年都有新的成果出现。前段时间举行的美国临床肿瘤学会（ASCO）年会上公布了一个重大消息：PARP 靶向药奥拉帕利针对胰腺癌的 3 期临床试验取得了成功！这是第一个在胰腺癌中被 3 期临床试验证明疗效的 PARP 抑制剂，意味着即使是最难治的胰腺癌（因其难治，是目前公认的癌中之王），也被撕开了一些口子，透出了光明！这真令人振奋！

（二）无用？拉长时间再看

2021 年 6 月，中国大陆首个免疫肿瘤治疗新药（纳武利尤单抗注射液，主要用于二线治疗非小细胞肺癌）被中国国家药品监督管理局正式批准上市。中国正式进入了肿瘤免疫治疗时代。可至今还有人认为免疫治疗是无用的，我以为其来有因。之所以会有这样的误解，一方面是线上线下对免疫治疗的虚假广告和夸大其词造成的恶果，另一方面也离不开治疗评价指标错位的原因。

过去的化疗和靶向药都是直接攻击癌细胞，所以判断其是否有效，直接看用药后肿瘤是否显著缩小就行了，也就是客观缓解率（ORR，也叫客观响应率）。

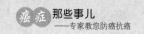

所谓客观缓解率，一言以蔽之，就是用药后肿瘤显著缩小的患者比例。如果用药后肿瘤不缩小，甚至变大，那就需要寻求别的治疗手段。

客观缓解率是最常见的评判肿瘤药效果的指标之一，可惜这对免疫治疗并不适用。因为免疫药物并不是直接杀死癌细胞，而是靠激活免疫细胞来杀伤癌细胞的。免疫药物激活免疫细胞的时候，会让更多的免疫细胞进入肿瘤组织，再局部攻击癌细胞。此时，在 CT 这样的影像学检查中，肿瘤也许看上去并没有减少，甚至还变大了。如果看客观缓解率，治疗好像失败了，但其实相反，这时候的免疫治疗恰恰是有效的，我们把这种现象叫作"假性进展"。

所以，在免疫治疗试验中，我们更多地把"主要病理缓解（MPR）率"作为主要标准。如果把时间再拉长，看总生存期的话，就能看到免疫治疗的优势。事实上，总生存期也是判断所有抗癌药效果的黄金标准。

（三）超级幸存者，少年的厉害之处

根据最近的一项研究，在 2008—2012 年间 FDA 批准的 36 个抗癌新药中，高达 18 个（50%）其实都没能够真正显著延长患者寿命。很多抗癌药能缩小肿瘤，但却并没有让患者活得更久。

幸运的是，免疫药物不是这样的，如果它能起效，就能显著延长患者寿命，这是有数据支撑的。最初的数据来自美国最初尝试免疫药物的黑色素瘤患者。这些患者中不少人已经存活了 15 年左右，体内完全检测不到癌细胞了。要知道在当年，这些人都是在癌细胞全身转移、无药可治的情况下才尝试免疫疗法的。对于这些人，我们称之为"超级幸存者"。最有名的患者是美国前总统卡特，他在 90 岁高龄被发现黑色素瘤，通过免疫药物配合放疗和手术的组合疗法后，卡特的肿瘤最终得到了治愈。

这是免疫治疗带来的奇迹。免疫药物起效后经常有持续性，患者可能长期存活，甚至被临床治愈，成为"超级幸存者"。无论是黑色素瘤、肺癌，还是淋巴瘤，都出现了这样的情况。不仅能延长患者寿命，还能带来更好的生活质量，这就是免疫治疗的厉害之处，也正是免疫药物的出现，让癌症是慢性病成为人类共识。

（四）加油向未来

目前，因为免疫治疗主要用于晚期癌症，所以受益最大、数据最多的也是晚期癌症患者。不少人使用后获得了良好效果，实现了长期生存，甚至临床治愈。

从原理上来说，早期肿瘤也能从免疫治疗中获益。因为是肿瘤就意味着免疫系统的失调，而免疫治疗就可以通过逆转免疫抑制，帮助清除肿瘤，防止复发。所以，免疫疗法正逐渐向着肿瘤前期领域渗透，国内外都有很多辅助免疫治疗和新辅助免疫治疗的临床试验正在开展，不少实验的数据让人欣喜。

免疫治疗是个不折不扣的少年，有着光明的未来和莫测的脾性。我们对于这个少年的研究才刚刚开始，理解还远远不够。大量研究显示，使用免疫药物的时候，不同药物，不同剂量，不同次数，不同的使用方法，都可能带来截然不同的疗效。但不可否认，免疫治疗完善了肿瘤治疗的理念体系，极大地丰富了肿瘤治疗手段。至少现在我们已经不再是一见肿瘤，就要赶快先做手术了。我们治疗的真正目标也直达核心，从肿瘤切得更干净，癌细胞杀得更多，转为让患者活得更久，活得更好。

热爱生命，相信医学，加油向未来，未来多可期！

（王启鸣）

三十、医生启鸣的"减肥真经"

尝尽天下美食，不增一块儿赘肉；

懒到令人发指，健康苗条依旧；

矫情一声："胖了"，旁人忙说："明明很瘦"；

……

这种好事儿，我从毕业后就开始奢望，而今已到不惑，依旧没能如愿，它是医生启鸣的"八个梦想"之一。

回首我这前半生，一直都是在和肉肉的相爱相杀中度过：我虐肉肉千百遍，肉肉待我如初恋。眼看着体重毫不羞耻地从50kg狂飙到80kg，即使有年岁渐长、基础代谢能力日渐变差的原因在里面，也无法掩盖不运动就发胖的事实。

终于在2018年的春节后，家人忍受不了我这日渐飙升的体重，强烈要求我减肥。我目标坚定、实施严苛的"真"减肥之路由此开始。实际上，作为医生，我对减肥有一种天然的信心。因为自我感觉了解自己，知道适合自己的减肥套路，并且有"想象中"的会坚持到底的决心。

刚开始减肥的时日里，我的"减肥"秘诀是"少吃多运动"。具体来说：早上2个鸡蛋1杯牛奶；中午0.35kg瘦牛肉、0.5kg青菜；晚上不吃或仅吃少量的黄瓜、西红柿；每天至少慢跑30分钟或健走1万步。

这些看起来简单，可实际上要坚持下来却很难。尤其是面对眼花缭乱的美食时，很难抑制住不去吃的冲动。我的策略是尽量不去看，尽量不去想，"眼不见，嘴不馋"。有时参加聚会，实在没有办法看到了、忍不住了或盛情难却了，也会放松一下大吃特吃。可每每到吃完的第2天，上称一称，就会满肚子"懊悔"，再一次叮嘱自己要坚持、坚持、再坚持，克制、克制、再克制，不然前期吃的苦就要白费了……

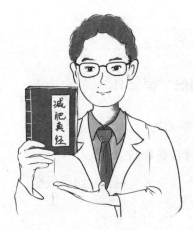

运动、节食、偶尔"嘴馋"一下，就这样，我开始了为期2个月还算整体

上说得过去的减肥之路。我也确实收到了预想中的效果：从 2018 年 3 月开始执行减肥策略到 5 月底，仅仅 2 个月，我的体重就减少了 10kg，达到 70kg 以下。有意思的是，2016 年以来，每次体检时，我那时常飘在标准值最高临界点的血脂、血压、血糖、尿酸等数值，也在 7 月份的体检中恢复到了正常水平。

有点"小确幸"，也有点小骄傲，体检之后，我开始恢复正常饮食，锻炼也开始逐渐减少。是的，正如你所预料的那样，我的体重也开始不负众望地慢慢爬坡，最终在 2018 年 12 月初，我的体重又回升到 75kg 以上。于是，趁在美国埃默里大学温希普癌症研究所做客座教授的机会，我又开始了漫漫的减肥之路。

这次的减肥经历，说实话，要远比在国内痛苦，尤其是对于酷爱吃烤肉的我来说。好不容易远在异国他乡了，没有人管了，还不随心所欲想吃啥就吃啥，想喝多少就喝多少……刚开始到美国的几天里，我也确实是这样做的，可最终还是挨不过"良心"的谴责，回归到了减肥的正题上。还是按照"高蛋白饮食、少吃糖类、多运动"的原则，在异国他乡 2 个多月的时间里，我的体重又下降到了毕业以后的最低值（67.5kg）。这里要窃喜一下，回国也好和家人、同事炫耀了。

我把这种减肥方法"安利"到科室何振医生身上，他也成功地减掉了 5kg。事实上，不止我和同事们这样减肥，在我的同仁圈里，很多人有这样的共识：少吃米饭、面条等高糖类，多吃瘦牛肉、鸡蛋、牛奶等动物脂肪和蛋白质，并适量运动，可以有效减轻体重。等体重达到目标值之后，可以再慢慢恢复日常饮食。注意，这里说的是"慢慢"恢复正常饮食，不是一下子直接恢复或暴饮暴食。毕竟，如果想保持健康苗条身材，有意识地少吃、多运动是唯一的长久保险方法。

不过，有一点要说明，我的减肥法也有一定的不良反应，即会造成我们人体免疫功能的下降。所以，这种方法不建议长期用，尤其是对于癌症患者或免疫功能低下的人群来说。正常人可以在减重达到预定目标值之后，慢慢恢复正常饮食。

话说回来，我为什么要减肥？除了人到中年身材发福影响感观外，还在于"吃得太胖"容易引发太多疾病。在此，我觉得有必要再说一遍：肥胖易患癌。一个国际癌症研究组织通过 30 多年的调查发现：肥胖与多种癌症有着密切联系。美国 1/7 的男性、1/5 的女性癌症与肥胖相关。同样在欧盟国家，4% 的男性癌症患者及 7% 的女性癌症患者与肥胖有关。目前已经被证实的与肥胖有确切关系的癌症有且不限于肝癌、乳腺癌、胆囊癌、子宫内膜癌、食管癌、肾癌、多发性骨髓瘤、胰腺癌、非霍奇金淋巴瘤、卵巢癌和结直肠癌等，而肥胖妇女罹患这些恶性肿瘤的风险增加 1.61 ~ 2.89 倍。

多么痛的领悟！不说了，继续锻炼减肥吧！这件事儿我永远行动在路上！再附送一个福利，河南省人民医院营养科营养师文静的减肥食谱：

文静营养师建议：

（1）食谱框架中的每一个大类不可缺少。

（2）同类型食物之间可以相互替换，如蛋白质食物中豆浆可以换成牛奶，鱼可以换成虾，牛肉可以换成羊肉。

（3）少油，少盐，无添加糖。烹调方式推荐凉拌、水煮、清炖、清炒，避免油炸。

（4）六字箴言：管住嘴，迈开腿。

（王启鸣）

三十一、加油，肺癌患者

这是一段医生和肺癌患者家属之间的对话，大概说了一些家有肺癌患者时应注意的东西，比如心态、护理、饮食等，希望能有一些借鉴意义。

家属：医生，我很痛苦，我的父亲得了肺癌晚期。

医生：我能理解你的痛苦，大家都知道肺癌患者很痛苦，但往往忘了，大多时候，患者家属比患者本人要痛苦得多。

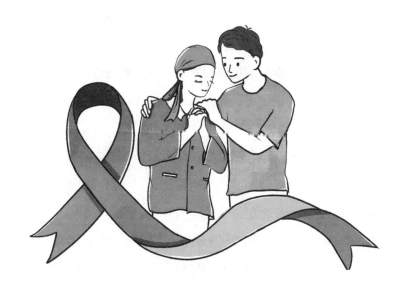

家属：我没有向他隐瞒他的病情。

医生：我觉得你也许是对的。事实上也隐瞒不了多久的，与其让他胡思乱想，不如告诉他真相，我们应该尊重并相信他。当然，如果能渐进性告知会更好。

家属：我爸爸一直都很坚强，比我想象的坚强。他每天晚上痛得睡不着，也忍着不给我们说，可我都知道。

医生：你有个伟大的父亲。有些肺癌患者是没有伴随癌痛的，可惜你的父亲不在其中。癌痛是个很要命的东西，它会毁灭你父亲的意志力。

家属：有这么夸张吗？

医生：你有过牙疼的经历吗？我有过。无休止地疼，让人绝望，大部分癌痛比牙疼厉害得多。世界上最大的疼痛是分娩，癌痛比分娩还要痛。

家属：我可怜的父亲，我真想替他承受这痛苦。可是能有什么办法呢，他已经是肺癌晚期了。

医生：这是大部分人的误解，其实，并不是肺癌加重，癌痛就会加重，也不是肺癌减轻，癌痛就会减轻。针对癌痛，我们现在有很多手段可以解决它。你要做的就是赶紧带他就医。

家属：好的，我马上就行动。

医生：保证你父亲有足够的睡眠时间，房间要清洁、安静、阳光充足，定时开窗换气。其实更关键的是，要照顾好患者的心态，帮助他找到一个心理寄托和慰藉。

家属：他一直很积极地接受治疗，我相信他一定会好好的，他还想看着孙子考上好中学、好大学呢。

医生：挺好的，心怀希望很重要。

家属：可有个问题，我的妻子不让孩子和爷爷接触，她害怕会传染。

医生：我想她可能是把肺癌和肺结核搞混了。肺结核会传染，肺癌基本不会传染。

家属：那还是有可能的，对吧？

医生：呐，这么说吧，看我们头上的吊灯，它也有可能掉下来砸在我们的头上。

家属：我理解你的意思，可是我妻子也有她的道理。她说我爸打喷嚏或者吐痰时，就会让癌细胞通过呼吸进入到别人体内，要知道，孩子的身体抵抗力很弱的。

医生：你知道科学家为了培养一个活的癌细胞需要做多少准备工作吗？癌细胞在体外很难存活的。

家属：那我就放心了。

医生：你今年好像 40 了？

家属：是啊，我爸爸骑车带我上学的情形仿佛还在眼前，没想到转眼我也要老了。

医生：时光飞逝。虽然有些冒昧，有一点我还是要提醒你一下，肺癌患病风险与肺癌家族史密切正相关，我建议你每年做一次肺癌筛查。

家属：谢谢您的提醒。

（王启鸣）

三十二、在塑造自己的人体环境这件事上，你比我关键

有时候，我不得不告诉患者和家属，"没有其他更好的疗法"。这是一件痛苦的事情，令人感到无能和羞辱。每逢此刻，我就会扪心自问："怎样才可以改变患者的命运？我是否可以采用不同的处理方法？有没有最新的临床试验对患者有帮助？"是的，我常常责备自己本可以做得更多，却忘了即使自己做到十分，效果可能不如患者自己改变一厘来得明显。

2015 年的时候，《科学》杂志刊登了一篇有趣的论文，说当人的正常皮肤暴露于紫外线照射之下时，会快速聚集大量致癌的变异基因。可我们大部分人每天都处在阳光（富含紫外线）照耀之下，却很少有人患皮肤癌。为什么呢？这说明癌症虽然是基因突变的结果，但从基因突变到患癌一定还有一个跃迁过程，这个跃迁过程能否实现，和人体本身有关。

有人打过一个比方：假如点着一根火柴，然后将其扔到雨后湿润的草地上，会发生什么？火柴很快就熄灭了，什么都不会发生。但你将同一根火柴扔向干燥的冬季荒原，它很快便会燃起燎原烈火。结果迥异，因为环境不同。

郑州市火车站人来人往，如果我从中随意挑出100位老人做DNA测序分析，大部分人都会被检测出引发肺癌的变异"火苗"，但是真正患上肺癌的人只是极其小的一部分。为何？因为每个人的人体环境不同。

有的人体环境能有效地熄灭火种，而有的人体环境则会起到助燃的作用。这个结论不仅适用癌症，同样适用于所有类似癌症的复杂疾病。这就是有些人被检查出患有肺癌，而他的同卵双胞胎兄弟却逃过一劫的原因。基于同样的原

因，症状相似的肺癌患者，采用相似的治疗方案，却往往有天差地别的结果。

事实上，人体环境不仅仅对基因突变起到阻燃或助燃作用，它还可以直接改变基因。这种现象有个术语叫表观遗传学，我的研究生导师王立东教授对此有很深入的研究。过去，我们普遍认为，一个人的基因基本上是固定不变的，即使有些微改变，也是一个长期的结果。但根据目前我们所掌握的知识来看，事实并非如此。它和信息一样是流动的，而且流动的速度远超我们的想象。

我们的饮食结构、睡眠深浅、呼吸频率、摄入的药品和保健品、从座位上站起来运动的频次甚至大脑认知，都会影响我们的基因序列。可以说，我们的生活方式，决定了自己的基因表达。早晨睁开眼，我们体内各类激素的水平与昨晚以及今晚上床睡觉时的完全不同；与此同时，现在的基因状况与明天、下个月或数年后的相比，也都可能不同。反过来，不同的基因状况又对人体环境和患病风险产生着不同影响。

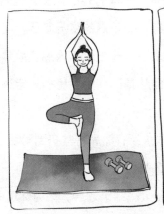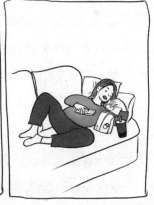

总结一下，我们有很多手段来改变和塑造自己的人体环境，并间接改变我们的基因表达。这些手段我们大部分人都知道，比如规律作息、坚持锻炼、保持心平气和、戒烟，等等。但是，各位，动起来啊，不要让我在这里干着急！

你知道的，在塑造你自己的人体环境这件事上，你比我关键。

（王启鸣）

三十三、没救了才姑息治疗？

大家知道"姑息治疗"吗？这个名词，在日本、中国台湾等被称为"舒缓医疗"。今天，我们就谈谈姑息治疗吧。

什么是姑息治疗？

过去在临床中，我们医生尽量避免在患者面前提"姑息治疗"这个词，因为大部分患者或家属对它有着难以扭转的误解。在他们看来，不管我们如何解释，姑息治疗就意味着放弃治疗了，"没救了才会姑息治疗"。在这里，姑息治疗和临终关怀画上了等号。可怕的是，甚至有相当一部分医生也是这样认为的。

现在，我认为这一现象到了亟需扭转的时候。

姑息治疗就是放弃医疗吗？恰恰相反，它是更加积极的治疗。为什么这么说呢？让我们看看世界卫生组织的定义："姑息治疗医学是对那些对治愈性治疗不反应的患者完全的、主动的治疗和护理。控制疼痛及患者的有关症状，并对心理、社会和精神问题予以重视。"其目的是为患者和家属赢得最好的生活质量。

也就是说，姑息治疗这个概念是针对根治性治疗而言的，着重考虑的不是如何治愈疾病，而是如何帮助患者在当下享有最充分的生活。在癌症领域，姑息治疗是贯穿于肿瘤治疗全程的，早、中、晚期都需要实施。整体我们可以分为3个阶段：

第1阶段：抗癌治疗与姑息治疗相结合，对象为所有可能根治的癌症患者。这个阶段的姑息治疗是抗癌治疗的有效补充，在癌症被诊断时就开始介入，主要是缓解癌症及抗癌治疗所致的症状和不良反应，保障治疗期间的生活质量。

第2阶段：当抗癌治疗可能不再获益时，以姑息治疗为主，对象为无法根治的晚期癌症患者。这时姑息治疗的目的主要是缓解症状，减轻痛苦，改善生活质量，让患者能在无明显痛苦的条件下，享受生活和工作的乐趣。

第3阶段：为预期生存时间仅几天至几周的终末期癌症患者提供临终关怀治疗及善终服务。

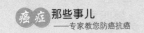

所以姑息治疗的内涵是大于临终关怀的。那为什么大部分人都会有上述的误解呢？这是多方面原因造成的。

原因一：历史层面。姑息治疗最早还真是主要针对肿瘤终末期患者，对他们做一些癌症的镇痛及灵性关怀。这个状态一直持续了几十年，直到 2010 年，美国麻省总医院发表了非小细胞肺癌患者抗肿瘤治疗加入早期姑息治疗，提高患者生活质量及总生存的研究。随后关于早期姑息治疗的研究相继发表，早期姑息治疗和全程管理理念才开始在全球范围内得到推广。推广时间还不长，大众观念没有转变也是正常。

原因二：国家层面。我们的国家过去不富裕，姑息治疗相关的药物没有被纳入医保，患者自己承担费用也很困难，所以即使需要进行姑息治疗的患者，也主动放弃了。当然这个现象已经在转变，目前已经有几十种姑息治疗用药被纳入医保。如果针对姑息治疗领域增加相应的医疗补助政策，相信未来会发展得更好。

原因三：医院层面。过去医疗卫生条件不够好，医院医疗资源不足，很多医院没有条件展开全程的姑息治疗，客观上导致了对姑息治疗的忽视。即使到现在，也只有少部分医院有专业的姑息治疗团队。而我院（河南省肿瘤医院）在 2020 年 9 月份，启动肿瘤姑息治疗 MDT（肿瘤姑息治疗多学科会诊中心），已经走在了全国前列。

前不久，我关注到有临床试验初步证明了免疫药物和靶向药物联用的可行性，癌症平均存活期有望再次打破纪录。大家应该都注意到了，最近的肿瘤治疗领域可谓捷报频传，令人欣喜。

有太多理由让我们坚信，实现带癌长期生存的目标即将到来。它就像列车一样，已经迈过了起步阶段，正在加速向我们驶来，似慢实快。当生命的长度得到保障，生命的质量就会得到更多关注。在这个过程中，姑息治疗势必会变得越来越重要，我们准备好了吗？

（王启鸣）

5

CHAPTER

第五章　中医治疗

一、中医药治疗手足综合征有哪些优势?

患者任某,女,48岁,发现肺癌的时候已经是晚期,失去了手术的机会,在进行化疗的过程中,因为化疗药物的不良反应,出现了非常严重的外周神经毒性,手脚麻木伴疼痛,脚底像粘着橡胶垫,走路像踩在棉花上一样不稳,有时又像针扎一样疼,行走都非常困难。晚上更是难熬,从脚底到小腿都仿佛在冰窟里,用热水袋都暖不过来,整夜整夜地睡不着觉,特别痛苦。我们为患者配制了活血通络、祛痹止痛的中药汤剂,对手脚进行泡洗,每天早晚各1次,并配合甲钴胺、B族维生素、普瑞巴林等药物治疗。过了一段时间,手脚麻木、冷痛的症状减轻了许多,让患者能坚持完成化疗周期,使病情得到了控制,达到了预期的疗效。

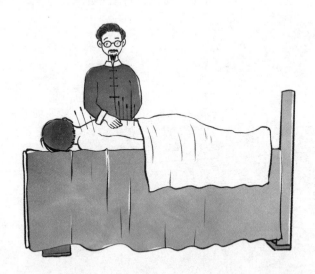

手足综合征是肿瘤患者在化疗过程中,由于药物的神经毒性引起的以掌跖部感觉丧失性红斑为主的一种皮肤综合征,最初表现为手掌和脚掌皮肤发红、肿胀、干燥、感觉迟钝和刺痛,严重的会有烧灼样疼痛,遇冷水、冷风后症状

加重，进一步可能发展为水疱和皮肤脱屑，对患者的生活产生较大的影响。

西医一般采取口服营养神经、止疼的药物治疗，但通常不能取得很好的效果，停服止疼药后疼痛仍然会出现，治标不治本。

中医认为，此症为经络痹阻、气血亏虚，采用红花、桂枝、络石藤、防风、蝉蜕等活血通痹的药物进行熏洗后，配合止疼和营养神经的西药，能达到标本兼治的效果。另外，除了中药熏洗，还可以配合针灸疗法，对合谷、外关、手三里、曲池等穴位进行针刺，也能达到活血通络止疼的作用。中医药外治法不仅疗效确切，而且不良反应较小，患者痛苦也小，接受度比较高，在临床中可以推广使用。

（刘晓莉）

二、中医药在晚期恶性肿瘤的治疗中能发挥什么样的作用？

患者牛某，女，2011 年来我院就诊时才 31 岁，她曾在 2009 年因为右手臂的恶性纤维组织细胞瘤做过手术和放化疗，但是不幸的是，时隔不久就发现了肺部转移，而且是非常巨大的肿块，右侧胸腔被占据了大半，正常肺组织被挤到胸腔顶部，呼吸困难的症状非常严重。

家人带着她从上海到北京，跑了好几家医院，都被告知病情太晚，已经没有治疗的价值了，他们只能无奈地回到河南老家，然后抱着一线希望来到我们医院。来院时，患者精神状态非常差，吸着氧气也只能坐着，晚上睡觉也只能趴在被子上眯一会儿，非常痛苦，但是其意志很坚强，希望我们不要放弃她。后来，我们进行了多学科会诊，给患者制订了化疗联合中医药的整体治疗方案。

随着治疗的进行，患者的状态逐渐好转，呼吸困难也慢慢减轻，食欲、睡眠都在改善。2 个周期后，患者生活基本能够自理，复查 CT 显示肺部肿瘤也在缩小。后又进行了 4 个周期的治疗，患者肺部肿瘤继续缩小到只有拳头大小了，身体状态也几乎无异于常人。后来患者一直服用中药预防病情复发，增强体质，定期返院复查，肺部肿瘤一直非常稳定，也没有出现其他部位的新发转移。

10年过去了，患者能够正常生活、工作，虽然肺部肿瘤仍然存在，但是就像被冰封了一样，不再对她的身体造成威胁了。患者经常跟我们说，感谢医生给了她第二次生命，她一定会好好生活，珍惜生命，心存感恩，力所能及地帮助他人。

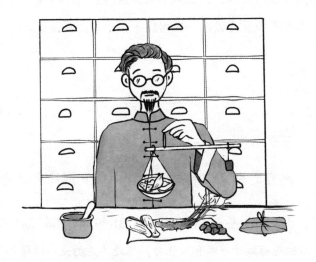

晚期恶性肿瘤的治疗非常复杂，很多时候也会面临比较多的并发症，随着病情的发展、放化疗次数的增加，患者的体质也会下降。放化疗可以快速杀伤肿瘤细胞、缩小肿瘤，但是对正常细胞也会有影响，产生的不良反应也非常明显，中医药在增强体质，提高免疫，减轻放化疗不良反应方面能够发挥很好的协助作用。如果在放化疗的过程中加入中医药治疗，可以达到互相取长补短、相辅相成的效果。

这个患者在化疗过程中，配合了中医药治疗，减轻了化疗的不良反应，让她的治疗能够按时顺利进行，也保证了最终的治疗效果。另外，在放化疗结束之后，如果没有任何的延续治疗，肿瘤可能会再次卷土重来，从而出现复发或者转移到其他部位的情况。所以，在放化疗告一段落之后，继续使用中医药治疗，能够达到预防肿瘤复发转移的效果，让患者可以带瘤生存，延长生命，提高生活质量，进而促使他们更好地回归社会，增强战胜疾病的信心。

（刘晓莉）

三、应用中医药是不是意味着没有治疗机会了？

老百姓常常习惯说："这个病没有办法了，要不去试试中医药吧，死马当作活马医。"那么，很多人就觉得选择中医药治疗就意味着肿瘤已经没有治疗机会和价值了。显然，这样的认知是错误的。

肿瘤的治疗目前倡导的是多学科协作的综合治疗模式，手术、放疗、化疗、靶向、免疫、介入、中医药等都是治疗肿瘤的有效方式。人们可能对中医药治疗的作用和优势不是很清楚，导致很多时候，肿瘤患者到了晚期，没有办法才想起尝试中医药，这时候患者已经错失了最佳的治疗时机，因此治疗的目的也只能是对症姑息。

中医药对于肿瘤的治疗，我们倡导早期介入，全程参与。因为中医药在肿瘤治疗的不同阶段均可以发挥不同的作用，是现代肿瘤治疗手段的有益补充，并在某种程度、某些范围上可以弥补现代治疗手段的不足。

（1）手术后患者应用中医药，可以纠正贫血、加速胃肠功能恢复，增加食欲，改善患者体质及免疫力，最终促进机体的快速康复。

（2）在放化疗期间，应用中医药，可以减轻放化疗的不良反应。例如，配合中药预防及治疗放射性肺炎、放射性食管炎、放射性肠炎，以及放射造成的皮肤及其他脏器损伤；预防及治疗化疗造成的恶心、呕吐、食欲缺乏、乏力、便秘等临床症状；预防及治疗放化疗造成的骨髓抑制及免疫功能下降等。

（3）中药配合靶向及免疫治疗，可以提升靶向及免疫治疗的疗效，延

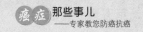

缓或者逆转靶向及免疫药物耐药，控制免疫及靶向治疗药物相关不良反应，等等。

（4）对于晚期患者，应用中药可以减轻肿瘤相关症状，提高生活质量，延长晚期患者生存期；而对于肿瘤缓解期的患者，应用中药维持治疗，可以预防肿瘤的转移复发。

我们倡导中西医联合的肿瘤综合治疗模式，中医药治疗恶性肿瘤可以贯穿肿瘤治疗的全过程，应用中医药也并不意味着没有其他的治疗机会，相反，中医药的参与会使肿瘤的控制达到一个更高的水平。

（李国锋）

四、中医药对肿瘤的治疗是否可以评估？

在门诊或者日常的诊疗工作中，经常有患者咨询："大夫，吃您的中药，能让我的肿瘤缩小或者消失吗？"这是一个常见的问题，也是老百姓很关注的问题。

其实，这个问题牵涉的就是应用中医药治疗肿瘤的疗效评价问题，即能否单纯根据肿瘤的大小来评估中医药的疗效。

中医药在肿瘤治疗中的作用越来越受到老百姓的重视，作为肿瘤综合治疗的一种手段，也越来越受到业界同行的关注。在评估中医药治疗肿瘤效果之前，我们首先要明确中医药治疗肿瘤的作用和目的，即我们为什么要选择中医药治疗肿瘤？

中医药在肿瘤的治疗阶段，对肿瘤相关症状的改善，肿瘤患者免疫及体质的恢复，以及维持治疗阶段的预防复发都有重要的作用。中医药治疗的作用和优势不在于对肿瘤大小的控制，因此在评估中医药治疗肿瘤的时候不能沿用实体瘤的疗效评价体系，不能单纯从肿瘤的大小来判断中医药的治疗效果。

肿瘤的治疗更像是行军打仗，排兵布阵，我们既需要"尖刀连""排头兵"，也需要"炊事员""医务兵"，攻城掠寨既需要"排头兵"的冲锋陷阵，奋力杀敌，更需要"炊事员""医务兵"的后勤保障，才能实现战术战略的最终胜利。治疗肿瘤是同样的道理，我们在控制肿瘤时，既需要"手术""放疗""化疗"的打打杀杀，更需要免疫重建、功能恢复、营养支持的后勤保障，而中医药在肿瘤治疗中则是发挥重要的后勤保障作用。

我们不能用"炊事员""医务兵"杀了几个敌人、攻下了几个城池来评价它们的作用，相同的，我们也不能单纯地用"肿瘤的大小"来评估中医药的作用。但是，中医药促进手术患者的机体恢复，减轻放化疗患者的不良反应，缓解患者的临床症状，改善患者的体力、食欲、情绪甚至睡眠，对患者的治疗和康复，同样有着不可忽视的作用。

众所周知，肿瘤患者良好的体能状态既能保障抗肿瘤治疗的顺利进行，同时也反映患者机体良好的功能状态和良好的免疫状态，而这些都是控制肿瘤、预防肿瘤的关键。中医药在改善肿瘤患者临床症状及体能状态方面优势突出，因此对于中医药疗效的评估，可以采取临床症状及体能状态评分来评估，当然，患者的疾病缓解时间和生存时间也可以间接反映中医药的疗效。

（李国锋）

五、中医药可以在哪个阶段参与肿瘤的治疗？

在病房，患者和家属经常会讨论：

"我们手术以后就开始配合中药治疗了。"

"放化疗期间不能吃中药吧？放化疗本身就会引起恶心呕吐，再吃中药，恶心呕吐更严重了。"

"我们打算等所有治疗结束以后，再配合中医药。"

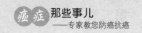

"我在放化疗期间一直配合中医药治疗，骨髓抑制、胃肠道反应都很轻微，明显比同病房没有配合中医药的体质恢复快，不良反应轻。"

……

那么，究竟在肿瘤治疗的什么阶段可以应用中医药呢？

目前对于中医药在肿瘤治疗中的应用，推荐早期介入、全程参与的治疗模式。因为无论肿瘤处于什么期，无论处于什么治疗阶段，中医药都可以结合患者的具体情况，制订不同的治疗方案。因此，中药的治疗可以在第一次发现肿瘤时开始应用。但是，也要走出一个误区，不能因为中药的参与而排斥规范的诊疗或者延误标准的治疗。对于肿瘤患者，无论是早期还是晚期，机体已经处于一种失衡状态，通过中医辨证论治，恢复机体的正常状态，对肿瘤的控制有积极的意义。

（李国锋）

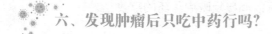
六、发现肿瘤后只吃中药行吗？

在门诊或者电话中，经常会有病友咨询："家里有人最近发现患了肿瘤，拒绝手术，不想化疗，我们一家人都相信中医，我们只吃中药行吗？"答案是否定的。

虽然我自己是中医出身，也自认为算是一个"铁杆中医"，但是这种盲目地迷信中医可以控制甚至治愈肿瘤的观点是错误的，这种认识对于中医来讲也未必是好事，因为这种错误的"捧杀"对中医的发展是有害的。虽然，现实中确实有一些所谓的"中医"在有意无意地利用人们的这种错误认识，但是，为了中医的长久发展，我还是要为中医治疗肿瘤"正本清源、以正视听"。

肿瘤治疗学的发展经历了100多年的时间，手术、放疗、化疗、靶向、免疫、介入、中医药等都是治疗恶性肿瘤的手段，而这二三十年来，随着基础医学、分子生物学、肿瘤免疫学、药理学等学科的发展，人们对肿瘤的认识越来越深入，也衍生出了越来越多的肿瘤治疗药物和方法。而目前，医学对于肿瘤的治疗倡导的是多学科综合治疗手段，中医药作为综合治疗中的一个手段，也越来越多地受到西医同行的接受和认可，这对中医肿瘤治疗学的发展是一件好事。但是，作为目前肿瘤诊疗模式下的中医从业者，一定要有清醒的认识，不能排斥现代医学的诊疗手段，"好钢要用在刀刃上"，掌握好中医治疗的适应人群，把握好中医治疗的合理时机，才能真正让患者获益，才能真正发挥中医的优势。

中医药有良好的社会基础，国家也在大力倡导和发扬中医，这对我们这个时代来说是千载难逢的机遇，但是我们也要认识到，无论是社会、宗教还是学科的发展，都需要开放包容的胸怀，盲目的偏执反而会限制自身的发展，与时俱进、兼容并蓄、开放包容才是现代中医应该具有的态度，才能搭建起历史传承和现代发展的桥梁，才能完成中西汇通、取长补短的历史使命。

（李国锋）

七、发现肿瘤后，正确的做法是什么？

发现肿瘤后，首先，应该通过现代医学的检查明确病理性质，确定是什么病；其次，通过检查确定分期；再次，找专科医生咨询治疗方案，如果有条件，应该去咨询不同专科专家的意见，当然也可以采取肿瘤治疗中心提供的一站式多学科诊疗模式；最后，综合各科专家的意见，结合患者年龄、体质、经济状况、意愿等因素确定合适的诊疗方式。然而现实中，我们面对的现实是，很多患者在发现肿瘤以后没有去找专家，而是去询问亲朋好友的意见，亲朋好友出于非专业的好意提醒，"千万不能去手术呀，某某某本来不做手术可以活半年，结果手术做完连3个月都没撑到。""千万不要放化疗呀，放化疗不良反应太大了，真是生不如死。""还是去找中医吧，某某某被西医诊断为癌症晚期，结果吃中药到现在还活着。"等等。这些非专业的建议，给患者带来了很大的误解，甚至给就诊造成了阻碍，每次面对初诊患者，我们都要花费大量的时间去解释为什么上面的说法不科学、不可行。

肿瘤的治疗倡导的是科学、规范，但因为社会发展的不均衡，人们认知水平的不同，以及各地医疗水平的差异，对肿瘤不规范的诊疗行为时有发生。现实中，确实有不适合手术的患者做了手术，不适合放化疗的患者做了过度的放化疗，这种不规范的诊疗行为更固化了老百姓认识的偏见，手术、放疗、化疗、免疫、靶向、介入等治疗手段本身都是肿瘤治疗的有效手段，但是错误的选择，不规范的应用，确实会给患者造成损害。

那么，该如何避免不规范的诊疗行为？那就是，一定要到专业、可靠的诊疗机构咨询，可以对比不同诊疗中心的专家意见，这样综合分析后再确定一个合适的诊疗方案。

（李国锋）

6

CHAPTER

第六章 预后与康复

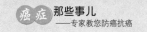

一、肿瘤患者出院后有哪些注意事项?

老李今年68岁,长期抽烟,吸烟史有30多年了。他近1个多月反复干咳,开始时自己在家口服了一些止咳药,但是效果不好,直到2天前咳出了少量血丝才到医院检查,结果诊断出肺鳞癌Ⅲ期。明确诊断后,医生建议先化疗然后再进行手术。老李平时身体素质不错,顺利进行了第一周期化疗,化疗刚一结束,主管医生就告诉他:"老李,今天可以出院了。"老李很担心化疗后反应,问医生:"这么快就出院回家,化疗后会有啥反应,有啥需要注意的吗?"

确实,化疗后的患者会有一些常见的不良反应,但是因为医院条件的限制,往往无法允许大部分患者继续在医院观察很长时间,这就需要患者和家属对可能发生的不良反应做好观察和处理。

第一,因为化疗患者常会发生骨髓抑制反应,导致血液中白细胞、红细胞以及血小板减少,重度的骨髓抑制会明显增加患者感染风险、出血风险等严重反应,所以在出院后仍要按时复查血常规,早期发现从而尽早处理。

第二,化疗后的患者多数会出现食欲减退,这跟人体胃肠道黏膜细胞的受损有关,但是多数患者会在约1周后缓解,所以出院后患者应尽量选择一些容易消化又兼具营养的食物,保证蛋白质的摄入,避免过于油腻的食品。许多患者常会问能不能吃鱼或者羊肉等"发物",其实这些也是非常适合肿瘤患者的高蛋白食物,不存在禁忌之说。

第三,关于肿瘤患者的活动量,我们一般建议患者适度锻炼,那么怎么掌握这个度呢?其实,对于每个人并不完全一致,一般是以不劳累为度,同时在体力允许的情况下,一定要保证一定的活动量,这也有助于患者的恢复和保持良好的体能状态。

(陈海洋)

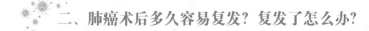 二、肺癌术后多久容易复发？复发了怎么办？

"大夫，我这做个手术花了不少钱，能保证以后不复发吗？""这个肿瘤多长时间会复发呀？要是复发了咋办呀？"没做手术前的各种担心，做完手术后还会有各种各样的问题想问，每天跟患者家属沟通也是主管医生一项很重要的工作。

肺癌复发的问题，需要具体问题具体分析。因为肺癌分为鳞癌、腺癌、小细胞癌或者大细胞癌、肉瘤等，相关病理类型的不同，所带来的肿瘤活性也不相同。除此之外，癌症也分高、中、低 3 种分化程度，每一种分化程度术后出现复发的概率也不相同。而且，肺癌在手术之前也要进行分期，早期肺癌出现术后复发的概率是非常非常低的，但是中期或晚期肺癌出现复发的概率相对来说就比较高。一般情况下，肺癌发现得越早，出现复发的概率就越低。但是相应的，发现得越晚，出现复发的概率就相当高。经过数据证实，Ⅲ 期肺癌出现转移的概率还是非常高的。如果已经是Ⅳ 期，可能连做手术的机会都没有。所以，肺癌术后多久容易复发，答案并不是固定的。一般建议早期的肺癌接受手术治疗，切除治疗之后出现复发的概率就比较低。

如果肺癌术后复发，就要根据具体情况选择治疗方法。如果是在随访中发现的，往往新生瘤体较小，在没有发生远处转移的情况下，可以通过再次手术切除、立体定向放射治疗或内科保守治疗，还有根治的可能。若患者身体状况允许，可先行局部手术，再行放化疗以消灭残余病灶，并结合中医药治疗以起到提高免疫、减轻放化疗不良反应、增强治疗效果的作用。但如果病灶出现远处转移，可能要采取综合治疗控制病情。因此，肺癌术后要做好定期复查，在复发的早期及时处理。

肺癌最常见的转移部位包括肝脏、骨骼、肾上腺及脑部，上述部位出现寡转移时，可进行手术治疗。寡转移定义为仅有一个脏器转移，如肺癌仅出现脑转移，可选择射波刀局部立体定向放疗，在脑内及肺内局部处理肿瘤；也可以

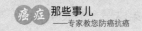
选择局部病灶 ^{125}I 粒子植入行内放射治疗；包括最近几年的局部消融、介入灌注化疗等微创治疗都可以酌情选择。部分患全身广泛转移，无法进行手术时，可进行全身治疗，包括化疗、抗血管生成靶向药及分子免疫治疗等。

总之，目前肿瘤的治疗手段多种多样，在抗肿瘤、延长生存期、提高生活质量方面有了长足的进步。医学在发展，科技日新月异，大部分抗肿瘤药物随着价格的下降，让更多需要针对性治疗的患者用得起药，治得起病。期待更多更好的治疗方案指导临床，为患者造福。

（李政伟）

三、预防癌症复发简易指南

"手术很成功，肿瘤已被完全切除。"听到这句话，患者和家属心上的一块石头才刚放下，但另一块石头又被提起。因为大家都很清楚，接下来还要面临癌症是否复发的关卡，有很多癌症患者的手术很成功，但最后却死于复发和转移。据统计，有 70% ~ 80% 的癌症患者都是死于复发或转移。因此，想要战胜癌症，就必须斩断治疗—复发—再治疗—再复发的恶性循环。那么，我们有必要将癌症复发这件事搞清楚。

（一）什么是癌症复发？

在癌症治疗结束，癌症不能被检测出来之后，体内又重新发现了癌症，这种情况称为癌症复发。癌症可能会在第一次患癌症的相同部位复发，也可能会在身体其他部位复发。当然，即便癌症扩散到身体的其他部位，仍然以原发部位命名。例如，肺癌肿瘤已经被切除，但是后来转移到脑部复发，依然是肺癌的复发，治疗方式和肺癌的治疗方式一样。

（二）癌症复发的类型有哪些？

癌症复发一般有 3 种情况：

（1）原位复发：指原来肿瘤在哪里，治疗后复发位置还在哪里。

（2）区域性复发：指治疗后，肿瘤没有在原位复发，但在周边组织、淋巴结出现肿瘤。

（3）远端复发：指肿瘤在人体其他器官出现了复发，通常是肺、肝、骨或脑。

不同癌种的复发风险可能存在很大差异。比如，对于乳腺癌、前列腺癌、甲状腺癌、宫颈癌、恶性黑色素瘤，如果能早期发现，手术做干净后，复发风险很低。但是，如果是胶质母细胞瘤、卵巢癌、软组织肉瘤、膀胱癌等，复发率相对要高很多。此外，不同分化水平的癌症，癌细胞活跃度会不同，复发率也不同。一般来说，分化越低，癌细胞越"精力旺盛"，就更容易复发。很遗憾的是，肺癌是一种非常容易复发的癌症。

（三）癌症复发的主要原因是哪些？

从根本上来说，癌症复发的原因是没做干净，根治性手术 / 放疗并未能完全消灭体内的癌细胞。之所以没做干净，可能是手术没做好，比如手术切除的方式不对，本应该行肿瘤根治术的，却进行了肿瘤的局部切除；也可能是患者不配合，比如很多患者由于各种原因害怕化疗的不良反应，没有进行系统的化疗，也会造成复发的概率增加。

但是，癌症复发最大的原因还是癌症本身导致的。有的肿瘤向周边浸润性生长，甚至沿着神经束向远处播散，此时如果要完整切除肿瘤，那么切除的正常组织范围就会非常广泛，手术也非常困难，因而容易术后复发。即便肿瘤不大，也做到了切缘干净，但依然可能在术前就有一部分癌细胞偷偷收拾好行囊，通过人体循环系统提前"跑路"，并且在手术以外的人体某个部位建立了难以被发现的小小的新据点。术后，随着时间推移，当这些新据点发展到一定程度的大小时，才会在定期复查中被医生察觉。例如，同样是肺癌，有些患者的肿瘤细胞对化疗敏感性差，即便是术后做了化疗，有些细胞仍不能被杀灭，癌细胞只是暂时潜伏起来，一旦条件合适就重新生长，从而出现复发的情况。

最近还有一种观点也得到了不少人的认同。这个观点认为，人体当中存在

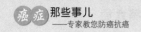

一种名为"癌症干细胞"（CSC）的 Boss 级癌细胞。这类特殊癌细胞数量虽然并不多，但在癌症的发生、发展、复发、转移等过程中，起着极为重要的作用。由于癌症干细胞不像普通癌细胞那样代谢旺盛，所以难以在化疗时被针对性捕杀，也更容易产生耐药性。当人体免疫系统衰弱时，它们就开始兴风作浪，大肆分裂增生，导致癌症复发。因此，如果存在此类癌细胞的"漏网之鱼"，即便患者接受了根治性治疗，依然可能复发。

（四）有哪些手段可以预防复发？

为了防止癌症复发，患者可能需要进行某种类型的长期辅助治疗，如内分泌治疗或靶向治疗。同时，也可以在术后进行辅助的化疗或放疗，以彻底清除体内的微小残留病灶。除了治疗外，在生活中，我们可以采取哪些手段来预防复发呢？

第一，远离致癌环境。比如，雾霾天少出门（不得不出门时，要戴好口罩），避开装修污染、厨房油烟等各类风险。

第二，改变不良生活习惯。患者应当注意远离任何可能降低免疫力的不良习惯，如吸烟、饮酒、熬夜、作息不规律等。

第三，杜绝负面情绪。持积极、乐观、豁达的情绪，避免长期陷入负面情绪。必要时，可以多和亲人、朋友、心理医生等进行沟通，疏导负面情绪。

第四，健康饮食。由于癌症分类十分繁杂，不同类别的癌症对应的饮食也应当遵循个性化原则。

第五，规律运动。可耐受的前提下，尽可能规律运动，这对维持良好的免疫力很有帮助。美国癌症协会建议，癌症患者在康复期每周的运动应不少于 150 分钟，每周考虑坚持 2 天力量运动（如深蹲、俯卧撑等）。

第六，避免肥胖。肥胖是公认的增加癌症风险的危险因素之一，注意饮食营养搭配、规律运动、控制良好的体重，也能降低复发风险。

当然，需要明白的是，即使按照医嘱做到了最好，我们也不能完全保证癌症不再复发。许多人因为错过一次医生的随访，或因家庭假期推迟 CT 扫描而责怪自己，这是没用的。当然，一些手段的确对预防癌症复发有帮助，敬畏生命，保持乐观，让我们尽最大的力，开最美的花。

（王启鸣）

四、肺康复的方法与要点是什么？

"李阿姨，您约了明天的胸腔镜检查，现在我来给您做个肺康复指导。""肺康复？只听说过给胳膊腿儿做康复的，或者跳个广场舞什么的锻炼锻炼，肺怎么做康复？"

带着这个疑问，我们来简单认识一下肺康复。

呼吸道肿瘤初诊患者通常会采用肺穿刺、淋巴结穿刺及软式胸腔镜检查的方式来获取病理信息，术前对患者进行肺康复锻炼指导，有助于预防术后气胸、肺复张和肺部感染等情况。简便易学的肺康复跟我来学习一下吧！

（1）缩唇呼吸。简单理解就是吹蜡烛，但是要控制吸气和呼气的速度，要慢吸、深吸，慢出气，以使蜡烛的火苗保持即将熄灭又不会灭的状态为宜。

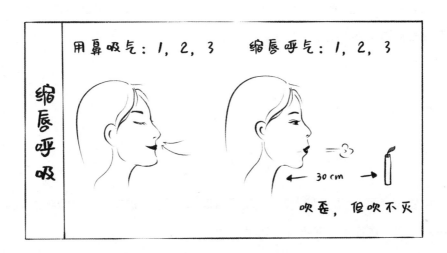

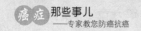
（2）腹式呼吸。可以理解为吹气球，因为如果只用腮帮子的力量，气球就很难被吹起来。吸气时，可以将一只手按在下腹部，感受腹部回缩，呼气时，感受手被腹部推出来。

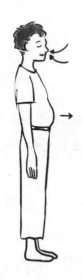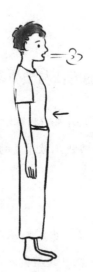

（3）借助简易呼吸器：有条件的可以使用专业的呼吸器锻炼。

术后通过肺康复可以锻炼呼吸肌群，同时加快肺部肺泡扩张，促进积液、积气排出，从而尽早拔除引流管道，减少住院时间，节省住院费用。尤其是长期抽烟合并老慢支和肺气肿的患者，坚持肺康复功能锻炼并配合康复操，可以有效改善肺功能，减少并发症。

（高亚娜）

五、春天，癌症患者怎么吃？

春天到了，气温开始上升，万物逐渐复苏，可以吃的东西也慢慢丰富起来了。在春天里，癌症患者应该怎么吃呢？

在说春天怎么吃之前，我先说一下癌症患者平常应该怎么吃。

（一）癌症患者更要吃好

据说，癌症患者在吃上有很多忌讳，比如"不能吃发物，吃了易复发"，或者是"别吃太好，吃得越好，肿瘤长得越快"等。事实上，这些所谓忌讳大多是谣言，根本没有什么科学根据，很多专家学者也针对此辟谣过。可是，患者或家属往往是"宁可信其有，不可信其无"。今天听到这些不能吃，明天听到那些不能吃，一来二去，能吃的食物越来越少，直接加重了患者的营养不良。

癌症患者本来就容易出现营养不良，一方面是因为癌细胞本身具有远超正常细胞的消耗能力，癌症患者本身也需要更多的营养来修复肿瘤的破坏和各种治疗带来的损伤，这使得营养需求增加；另一方面，癌症并发症导致患者的食欲低下或吸收能力低于正常水平，使得营养摄入达不到要求。如果现在还不让吃好，那更是雪上加霜。

癌症患者营养不良危害有多大呢？中国医科大学航空总医院肿瘤医学中心主任石汉平曾介绍，有20%的癌症患者直接死于营养不良！可怕的是，根据中国营养学会肿瘤营养管理分会牵头发布的《中国肿瘤患者营养膳食白皮书（2020-2021）》显示，我国恶性肿瘤患者中，重度营养不良发生率达到58%。这个数字很恐怖，也令人叹惜。事实上，癌症患者长期吃不好，不仅会导致身体虚弱、骨骼肌丢失、代谢紊乱、免疫力下降、加剧治疗不良反应等一系列问题，严重时，还会出现恶病质状态，导致抗癌治疗无效、器官衰竭甚至死亡等后果。相比之下，营养充足的癌症患者，有机会活得更久，这是有数据证实的。

新华社曾经公布了一组美国佛罗里达大学公共卫生与健康学院的研究数据，该学院的研究人员将美国农业部发布的《美国膳食指南》作为衡量饮食营养质量的标准，对1 200名各类癌症患者的饮食和生存状况进行了平均17年的跟踪调查，最终结果很惊人：饮食营养丰富的人，死于癌症的风险要比营养不良者低65%。

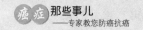

（二）癌症患者吃的关键词是多样化

所谓吃得好，是要吃大鱼大肉，吃各类营养补品吗？不是的。国家卫健委发布的《恶性肿瘤患者膳食指导》的要求是：合理膳食，食物选择多样化。

教授阿西施·德希穆克也说，全面营养均衡的饮食对癌症患者预后起到的正面效果，比特定营养成分的效果更好。所谓全面，就是不管素食肉食，各类食物都要吃一些，不能缺；所谓均衡，就是不管喜欢不喜欢，各种食物都要吃得适度，不能偏。《恶性肿瘤患者膳食指导》提出，要适当摄入富含蛋白质的食物，多吃蔬菜、水果和其他植物性食物，多吃富含矿物质和维生素的食物，限制精制糖摄入。归结起来就是，要包括各种蔬菜、水果、全谷物、蛋白质和奶制品。

有一点需要提醒，癌症患者在服用药物期间，需避免食用西柚、西柚汁以及含有西柚成分的饮料。因为西柚中的呋喃香豆素及其化合物对 CYP3A4 活性有强烈的抑制作用，干扰抗癌药物的代谢，从而影响药物在体内的疗效。CYP3A 是细胞色素 P450 家族酶类中的一员，是身体中一种重要的酶，主要存在于肝脏和小肠。CYP3A 几乎参与了现今使用的近半数药物的代谢，药物经过它的钝化作用，直接或间接地促进药物从机体的排泄作用。一旦西柚中的呋喃香豆素及其化合物抑制了 CYP3A，人体对药物的代谢就会变慢甚至停止。简而言之，吃进去的药物在体内抑制反复作用，等同于连吃了 20 颗药。可想而知，药物停滞于体内无法排出的危害多么可怕。

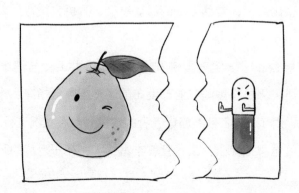

（三）再说说春天

接下来，我说说春天。春天来了，癌病患者身体内的肿瘤细胞生长发育、繁衍出现异常充沛，当肿瘤细胞的生长发育速率超过了临床治疗及人体免疫系统能够操纵的速率时，就非常容易造成癌症的发作、迁移。

同时，细菌、病毒等微生物也在这个时节开始活跃。由于癌症本身为消耗性疾病，再加上手术损伤元气，放疗和化疗又常引起癌症患者食欲缺乏、呕吐、腹泻等胃肠道反应，严重影响营养的吸收与利用，致使机体消瘦虚弱，抗病能力下降，不少病菌此时可能乘虚而入。所以，许多肿瘤患者容易发生各种细菌感染、病毒感染性疾病，最后导致恶病质。

因此，春天癌症患者尤其要注意，吃好喝好，心情保持好，打好防守反击战。

（四）春天怎么吃？我的饮食我做主

至于春天怎么吃，我们倡导：该怎么吃就怎么吃，想怎么吃就怎么吃，花样怎么多就怎么吃。只要能做到营养全面，摄入足够的蛋白质、糖类、维生素、矿物质和水分，那你怎么高兴就怎么吃。比如想吃榆钱、想吃槐花、想吃芥菜、想吃莴笋，都可以；是蒸着吃、炒着吃、做包子吃、包饺子吃，都很好。换着花样吃还能让我们的心情愉悦，增加生活的幸福感。大道至简，不仅仅是春天，一年中的任何时候，只要做到营养全面充足，都可以尽情享用时令蔬菜和水果，想吃什么就去吃。注意，前提是营养摄入要全面、充足。

法律上有句谚语："法无禁止即可为，法无授权不可为。"意思是，对民众来说，只要是法律没有禁止的，都可以做；对政府来说，只要是法律没有授权的，都不能做。对于癌症患者的饮食就类似于前半句话，不在我们列的负面清单内的食物，都是可以吃的食物。当然，具体每个人在尝试以前没吃过的新食物的时候，建议咨询一下医生。因为每个人的身体有别，有些食物别人吃了没问题，我们就会引起一些不良反应，如恶心呕吐、腹泻便秘、口腔疼痛等，这些不好的体验，能免则免。

（王启鸣）

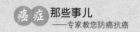

参考文献

[1] 刘湘国，邹艳辉 . 癌症防线 [M]. 北京：人民卫生出版社，2019.

[2] 黎功 . 癌症患者该知道 [M]. 北京：人民卫生出版社，2016.

[3] 庞保珍 . 生活起居中的健康科学：远离癌症、糖尿病、心脑血管疾病 [M]. 北京：
    人民卫生出版社，2015.

[4] 陈璐 . 癌症患者的心理疏导技术 [M]. 北京：人民卫生出版社，2013.

[5] Cleeland C S, Fisch M J. 癌症症状学：评测、机制和管理 [M]. 张宏艳，李小梅，
    译 . 北京：人民卫生出版社，2019.

[6] 唐丽丽 . 写给癌症患者的心灵处方 [M]. 北京：人民卫生出版社，2017.

[7] 谢英彪，杨斌 . 增强免疫力和防治癌症美食便方 [M]. 北京：人民卫生出版社，
    2017.

[8] 曹沛莲，薛元坤 . 得了癌症怎么办 [M]. 北京：人民卫生出版社，2016.

[9] 国家癌症中心 . 中国人群癌症筛查工作指导手册 [M]. 北京：人民卫生出版社，
    2021.

[10] 钱自亮 . 癌症疼痛的临床治疗 [M]. 北京：人民卫生出版社，2019.

[11] 国家癌症中心组织 . 癌症预防与筛查指南 [M]. 北京：人民卫生出版社，
    2020.

[12] 徐艳丽，刘喆 . 肿瘤预防与早诊之"道"：透视生活 远离癌症 [M]. 北京：
    人民卫生出版社，2010.

[13] 中国临床肿瘤学会指南工作委员会 . 中国临床肿瘤学会（CSCO）小细胞肺
    癌诊疗指南 2022 版 [M]. 北京：人民卫生出版社，2022.

[14] 陈俊强，张海波.肺癌临床康复治疗 [M].北京：人民卫生出版社，2021.

[15] 胡琰霞，杨梅.胸外科专家的肺腑之言：肺癌患者手术治疗健康教育手册 [M].北京：人民卫生出版社，2020.

[16] 张毅.肺癌诊治现状与进展 [M].北京：人民卫生出版社，2019.

[17] 白春学，李为民，陈良安.早期肺癌 [M].北京：人民卫生出版社，2018.

[18] 杨拴盈.肺癌个体化治疗 [M].北京：人民卫生出版社，2016.

[19] 毛伟敏，许沈华.肺癌可防可治 [M].北京：人民卫生出版社，2015.

[20] 周合冰，闫树旭，李晓辉.早期淋巴结肿大疾病的防治 [M].北京：中国科学技术出版社，2018.

[21] 张会来，庄洪卿.肿瘤放化疗百问百答 [M].天津：天津科技翻译出版有限公司，2017.

[22] 王奇璐，余子豪.肿瘤化疗、放疗 268 个怎么办 [M].3 版.北京：中国协和医科大学出版社，2015.

[23] 李丹，申戈，王国权.肿瘤患者放疗健康指导 [M].北京：人民军医出版社，2015.

[24] 林桐榆，于世英，焦顺昌.恶性肿瘤靶向治疗 [M].北京：人民卫生出版社，2016.

[25] 沈琳.图说肿瘤免疫治疗：专家为你解惑 [M].北京：人民卫生出版社，2021.

[26] 秦叔逵，王宝成.肿瘤免疫治疗相关不良反应患者教育手册 [M].北京：人民卫生出版社，2020.

[27] 傅月美，胡芳琳，马建英，等.肺癌患者心理脆弱现状及影响因素分析 [J].现代实用医学，2022，34（05）：643-646.

[28] 张进科，储美清，李燕，等.营养支持联合姑息治疗对晚期非小细胞肺癌患者的影响 [J].中国医药导报，2022，19（14）：93-96，116.

[29] 冉剑波，赵素兵，谭忠文，等.中医药在肿瘤患者防治中的基础研究进展 [J].

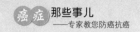

现代医学与健康研究电子杂志，2022，6（07）：135-138.

[30] 王熙，张莹雯 . 中医药干预肿瘤微环境的研究进展与思考 [J]. 环球中医药，
2022，15（02）：357-362.

[31] 尚士洁，陈大卫，安翠，等 . 肺癌放疗与免疫治疗的实践与展望 [J]. 中华
放射肿瘤学杂志，2021，30（11）：1209-1215.

[32] 严惠莲，廖定轲 . 恶性肿瘤出院患者的随访工作研究 [J]. 名医，2021（15）：
183-184.

[33] 王天宝 . 中医药在恶性肿瘤防治中的应用 [J]. 现代临床医学，2021，47
（03）：227-228，237.

[34] 赫捷，李霓，陈万青，等 . 中国肺癌筛查与早诊早治指南 [J]. 中华肿瘤杂志，
2021，43（03）：243-268.

[35] 王雪莲 . 术前麻醉的注意事项 [J]. 幸福家庭，2021（03）：117.

[36] 李福英，樊丽平 . 心理应激、睡眠状况与心理健康——以肺癌化疗患者为
研究对象 [J]. 中医临床研究，2021，13（02）：16-20.

[37] 姜菊玲，刘瑞，郑红刚，等 . 基于中医药现代化抗肿瘤中药新药研发策略
探讨和思考 [J]. 中华中医药杂志，2021，36（01）：50-55.

[38] 吴万垠 . 中医药在现代肿瘤治疗中的补充作用 [J]. 中国中西医结合杂志，
2020，40（11）：1291-1293.

[39] 向春燕 . 麻醉手术前后要注意的问题 [J]. 家庭科技，2020（10）：60-61.

[40] 黄小红，周玥杉，郭盛，等 . 医院静脉血栓栓塞症防治体系的构建与临床
实践 [J]. 中国医院管理，2020，40（07）：42-43，47.

[41] 刘期会 . 高血压病人手术时麻醉注意事项知多少 [J]. 家庭生活指南，2020
（05）：141.

[42] 杨婧诗，邹立群 . 恶性肿瘤相关静脉血栓防治研究新进展 [J]. 中国全科医学，
2019，22（S2）：274-276.

[43] 杨英 . 手术麻醉前的注意事项 [J]. 健康人生，2019（10）：41.

[44] 高菲，滕菲，梁赫，等．肿瘤患者出院后康复指导需求 [J].中国肿瘤临床与康复，2019，26（04）：498-501.

[45] 丁友益．肿瘤疼痛患者使用麻醉药品镇痛药处方评价 [J].临床医药文献电子杂志，2019，6（08）：186.

[46] 刘英华．关于癌症的营养谣言 [J].健康世界，2018（02）：19-21.

[47] 崔文霞，黄明敏，郭爱斌，等．癌症与营养 [J].实用老年医学，2017，31（04）：415-418.

[48] 马月，吴蓓雯．癌症患者营养管理指南解读 [J].上海护理，2017，17（02）：10-15.

[49] 蒋桂芹．浅谈手术患者术前访视的意义 [J].中国医药指南，2017，15（01）：147-148.

[50] 王慧芳，崔强．六字诀呼吸法联合肺康复功能锻炼对慢性肺源性心脏病患者的价值分析 [J].医学理论与实践，2022，35（15）：2669-2671.

[51] 国家卫生健康委办公厅．原发性肺癌诊疗指南（2022 年版）[J].协和医学杂志，2022，13（04）：549-570.

[52] 陈玉釜，龙秀红，田怡，等．肺康复运动训练改善慢性阻塞性肺疾病病人运动能力的研究进展 [J].全科护理，2022，20（21）：2925-2929.

[53] 冀青青，贾亚波，田遂，等．Ⅰ期肺癌患者术后复发的影响因素分析 [J].临床合理用药杂志，2022，15（21）：30-32，36.

[54] 中国临床肿瘤学会肿瘤支持与康复治疗专家委员会，中国抗癌协会肿瘤放射治疗专业委员会，重庆市医药生物技术协会癌症康复与姑息治疗专业委员会．肺癌姑息治疗中国专家共识 [J].中华医学杂志，2022，102（27）：2084-2095.

[55] 王一然，王怡超，陈泽宇，等．中医药在常见恶性肿瘤巩固和维持治疗中的研究进展 [J].癌症进展，2022，20（10）：981-984.